Endlich schlafen: Der praktische Leitfaden gegen Schlafprobleme

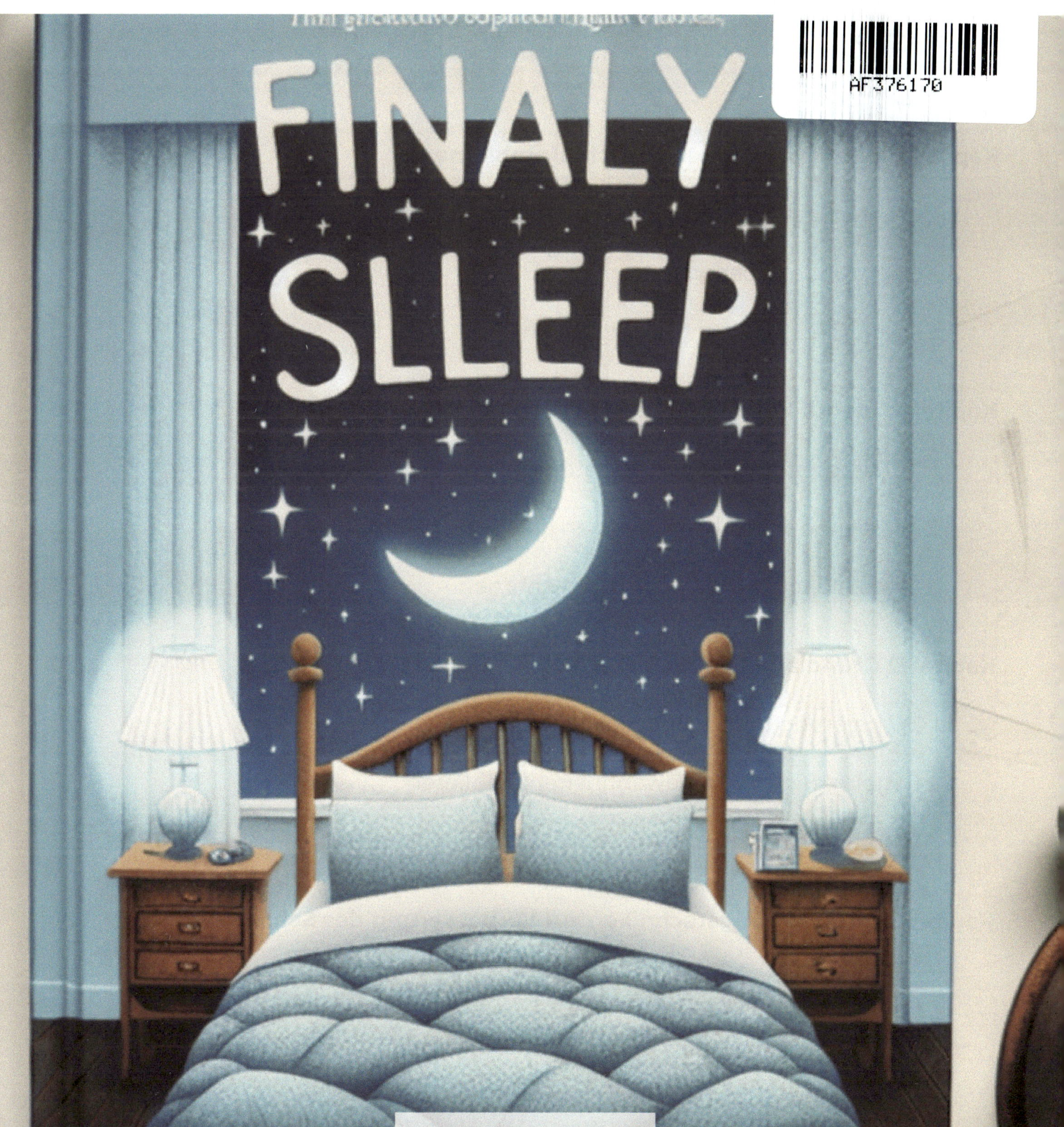

INHALTSVERZEICHNIS

1
Die Bedeutung des Schlafes

1.1 Körperliche Gesundheit und Schlaf

Die Beziehung zwischen körperlicher Gesundheit und Schlaf ist von entscheidender Bedeutung, da sie sich gegenseitig beeinflussen. Ausreichender und qualitativ hochwertiger Schlaf ist nicht nur für die Erholung des Körpers notwendig, sondern spielt auch eine zentrale Rolle bei der Aufrechterhaltung verschiedener physiologischer Prozesse. Studien zeigen, dass Menschen, die regelmäßig weniger als sieben Stunden schlafen, ein höheres Risiko für chronische Erkrankungen wie Herz-Kreislauf-Erkrankungen, Diabetes und Fettleibigkeit haben.

Ein wichtiger Aspekt dieser Verbindung ist die Rolle des Schlafs bei der Regulierung des Immunsystems. Während des Schlafs produziert der Körper Zytokine, Proteine, die zur Bekämpfung von Entzündungen und Infektionen beitragen. Ein Mangel an Schlaf kann zu einer verminderten Immunantwort führen, was das Risiko erhöht, an Krankheiten zu erkranken. Darüber hinaus hat unzureichender Schlaf negative Auswirkungen auf den Stoffwechsel und kann zu einer Gewichtszunahme führen.

Ein weiterer kritischer Punkt ist der Einfluss von Schlaf auf die Hormonausschüttung. Insbesondere das Hormon Cortisol, das mit Stress in Verbindung steht, wird durch schlechten oder unregelmäßigen Schlaf negativ beeinflusst. Hohe Cortisolspiegel können nicht nur zu einem erhöhten Stresslevel führen, sondern auch den Appetit steigern und somit ungesunde Essgewohnheiten fördern.

- Schlafmangel kann die Regeneration von Muskeln beeinträchtigen und somit die sportliche Leistung verringern.
- Eine schlechte Schlafqualität kann zu erhöhter Müdigkeit während des Tages führen, was wiederum die Konzentration und Produktivität beeinträchtigt.
- Langfristige Schlafstörungen sind mit einem höheren Risiko für psychische Erkrankungen wie Depressionen verbunden.

Zusammenfassend lässt sich sagen, dass eine gute Nachtruhe nicht nur für das allgemeine Wohlbefinden wichtig ist, sondern auch eine fundamentale Voraussetzung für eine optimale körperliche Gesundheit darstellt. Die Integration gesunder Schlafgewohnheiten in den Alltag sollte daher als Priorität betrachtet werden – sowohl zur Prävention als auch zur Behandlung bestehender gesundheitlicher Probleme.

1.2 Geistige Gesundheit und Schlaf

Die Verbindung zwischen geistiger Gesundheit und Schlaf ist von zentraler Bedeutung, da sie sich wechselseitig beeinflussen. Ein gesunder Schlaf fördert nicht nur die kognitive Funktion, sondern spielt auch eine entscheidende Rolle bei der Regulierung von Emotionen und dem Stressmanagement. Studien zeigen, dass Menschen mit chronischen Schlafstörungen ein höheres Risiko für psychische Erkrankungen wie Depressionen, Angststörungen und bipolare Störungen haben.

Ein wesentlicher Aspekt dieser Beziehung ist die Rolle des REM-Schlafs (Rapid Eye Movement), der für die Verarbeitung von Emotionen und Erinnerungen verantwortlich ist. Während dieser Phase des Schlafs werden emotionale Erlebnisse verarbeitet und in das Langzeitgedächtnis integriert. Ein Mangel an REM-Schlaf kann zu einer erhöhten emotionalen Reaktivität führen, was sich negativ auf das allgemeine Wohlbefinden auswirken kann.

Darüber hinaus hat unzureichender oder gestörter Schlaf direkte Auswirkungen auf die kognitive Leistungsfähigkeit. Menschen, die schlecht schlafen, berichten häufig von Konzentrationsschwierigkeiten, Gedächtnisproblemen und einer verringerten Problemlösungsfähigkeit. Diese kognitiven Beeinträchtigungen können im Alltag zu Herausforderungen führen, sei es im Beruf oder in sozialen Interaktionen.

Ein weiterer wichtiger Punkt ist der Einfluss von Stress auf den Schlaf. Hohe Stresslevel können zu Einschlafproblemen oder häufigem Aufwachen während der Nacht führen. Dies schafft einen Teufelskreis: Schlechter Schlaf verstärkt das Gefühl von Stress und Angst, was wiederum den Schlaf weiter beeinträchtigt. Daher ist es wichtig, Strategien zur Stressbewältigung zu entwickeln, um die Qualität des Schlafs zu verbessern.

- Regelmäßige Entspannungstechniken wie Meditation oder Yoga können helfen, den Geist zu beruhigen und den Übergang in den Schlaf zu erleichtern.
- Eine konsistente Schlafroutine unterstützt den Körper dabei, einen stabilen Rhythmus zu finden.
- Achtsamkeitstraining hat sich als wirksam erwiesen zur Verbesserung der emotionalen Resilienz und damit auch der Schlafqualität.

Zusammenfassend lässt sich sagen, dass eine gute Nachtruhe nicht nur für die körperliche Gesundheit wichtig ist, sondern auch eine fundamentale Voraussetzung für das psychische Wohlbefinden darstellt. Die Förderung gesunder Schlafgewohnheiten sollte daher als integraler Bestandteil eines ganzheitlichen Ansatzes zur Verbesserung der geistigen Gesundheit betrachtet werden.

1.3 Biologische Grundlagen des Schlafes

Die biologischen Grundlagen des Schlafes sind ein faszinierendes Zusammenspiel von neurobiologischen, hormonellen und genetischen Faktoren, die alle eine entscheidende Rolle bei der Regulierung unseres Schlafverhaltens spielen. Der Schlaf ist nicht nur ein passiver Zustand der Ruhe, sondern ein aktiver Prozess, der für die Erhaltung unserer physischen und psychischen Gesundheit unerlässlich ist.

Ein zentraler Aspekt des Schlafs ist der circadiane Rhythmus, ein etwa 24-Stunden-Zyklus, der durch innere biologische Uhren gesteuert wird. Diese Uhren befinden sich im suprachiasmatischen Nukleus (SCN) des Hypothalamus und reagieren auf Licht- und Dunkelheitssignale aus der Umwelt. Sie regulieren die Ausschüttung von Melatonin, einem Hormon, das den Schlaf-Wach-Rhythmus beeinflusst. Bei Dunkelheit steigt die Melatoninproduktion an, was uns müde macht und den Körper auf den Schlaf vorbereitet.

Darüber hinaus gibt es verschiedene Schlafstadien, die während einer typischen Nacht durchlaufen werden. Diese Stadien umfassen den Non-REM-Schlaf (NREM) und den REM-Schlaf. Der NREM-Schlaf unterteilt sich in drei Phasen: Leichtschlaf (Phase 1), mittlerer Schlaf (Phase 2) und Tiefschlaf (Phase 3). Besonders der Tiefschlaf ist wichtig für körperliche Erholung und Regeneration, da in dieser Phase Wachstumshormone ausgeschüttet werden und das Immunsystem gestärkt wird.

Der REM-Schlaf hingegen spielt eine entscheidende Rolle bei kognitiven Prozessen wie dem Lernen und Gedächtnisbildung. Während dieser Phase sind unsere Gehirnaktivität sowie die Träume am intensivsten. Studien haben gezeigt, dass ausreichender REM-Schlaf mit einer besseren emotionalen Stabilität korreliert ist.

Zusammenfassend lässt sich sagen, dass die biologischen Grundlagen des Schlafes komplex sind und viele Systeme im Körper miteinander interagieren. Ein tiefes Verständnis dieser Mechanismen kann helfen, Störungen zu erkennen und geeignete Maßnahmen zur Verbesserung der Schlafqualität zu entwickeln.

2
Die verschiedenen Schlafphasen

2.1 REM-Phase und ihre Funktionen

Die REM-Phase, auch als Rapid Eye Movement-Phase bekannt, ist eine der faszinierendsten Schlafphasen und spielt eine entscheidende Rolle für unsere geistige und körperliche Gesundheit. Während dieser Phase sind die Augen unter den geschlossenen Lidern aktiv, was auf intensive Gehirnaktivität hinweist. Diese Phase tritt typischerweise etwa 90 Minuten nach dem Einschlafen auf und wiederholt sich mehrmals während der Nacht.

Eine der Hauptfunktionen der REM-Phase ist die Verarbeitung von Emotionen und Erinnerungen. Studien haben gezeigt, dass das Gehirn in dieser Phase Informationen aus dem Wachzustand verarbeitet und konsolidiert. Dies bedeutet, dass Erlebnisse des Tages in das Langzeitgedächtnis überführt werden, was für das Lernen und die Gedächtnisbildung unerlässlich ist. Ein Mangel an REM-Schlaf kann zu Gedächtnisproblemen führen und die Fähigkeit beeinträchtigen, neue Informationen zu verarbeiten.

Darüber hinaus spielt die REM-Phase eine wichtige Rolle bei der emotionalen Regulierung. In dieser Zeit träumen wir oft intensiv, was uns hilft, emotionale Konflikte zu verarbeiten und Stress abzubauen. Träume können als eine Art „Therapie" fungieren, indem sie uns ermöglichen, unsere Ängste und Sorgen in einem sicheren Raum zu erkunden. Menschen mit unzureichendem REM-Schlaf berichten häufig von erhöhtem Stresslevel und emotionaler Instabilität.

Ein weiterer bemerkenswerter Aspekt der REM-Phase ist ihr Einfluss auf kreative Prozesse. Viele Künstler und Wissenschaftler berichten von kreativen Durchbrüchen oder neuen Ideen nach einer erholsamen Nacht mit ausreichendem REM-Schlaf. Die Verbindung zwischen Traumaktivität und Kreativität wird zunehmend erforscht; es wird angenommen, dass das Gehirn während des Träumens neue Verbindungen herstellt und innovative Lösungen für Probleme findet.

Zusammenfassend lässt sich sagen, dass die REM-Phase nicht nur für unser Gedächtnis wichtig ist, sondern auch einen wesentlichen Beitrag zur emotionalen Stabilität sowie zur Förderung kreativer Denkprozesse leistet. Ein gesunder Schlafzyklus mit ausreichend REM-Phasen ist daher entscheidend für unser allgemeines Wohlbefinden.

2.2 Non-REM-Phasen im Detail

Die Non-REM-Phasen, auch als NREM-Phasen bekannt, sind entscheidend für die Erholung des Körpers und die Aufrechterhaltung der physischen sowie psychischen Gesundheit. Diese Phasen unterteilen sich in drei Hauptstufen: N1, N2 und N3, wobei jede Stufe spezifische Merkmale und Funktionen aufweist.

In der ersten Phase, N1, handelt es sich um den Übergang zwischen Wachzustand und Schlaf. Diese Phase dauert nur wenige Minuten und ist durch eine leichte Schläfrigkeit gekennzeichnet. Während dieser Zeit können Menschen leicht geweckt werden, und es kommt häufig zu kurzen Muskelzuckungen. Diese Phase ist wichtig für den Körper, da sie den Übergang in tiefere Schlafphasen vorbereitet.

Die zweite Phase, N2, macht etwa 50% des gesamten Schlafzyklus aus und ist durch eine weitere Vertiefung des Schlafs gekennzeichnet. In dieser Phase sinkt die Körpertemperatur, und die Herzfrequenz verlangsamt sich. Zudem treten charakteristische Gehirnwellenmuster auf, wie Schlafspindeln und K-Komplexe. Diese Aktivitäten spielen eine wesentliche Rolle bei der Gedächtniskonsolidierung und dem Lernen; sie helfen dem Gehirn dabei, Informationen zu verarbeiten und abzuspeichern.

Die dritte Phase ist die tiefste Form des Non-REM-Schlafs (N3), auch als Slow-Wave-Sleep (SWS) bekannt. Hier findet die größte körperliche Erholung statt: Wachstumshormone werden ausgeschüttet, das Immunsystem wird gestärkt, und Reparaturprozesse im Körper laufen auf Hochtouren. Ein Mangel an SWS kann zu einer Vielzahl von gesundheitlichen Problemen führen, darunter ein geschwächtes Immunsystem sowie erhöhte Anfälligkeit für Stress.

Zusammenfassend lässt sich sagen, dass die Non-REM-Phasen nicht nur für die körperliche Regeneration von Bedeutung sind, sondern auch entscheidend zur kognitiven Funktion beitragen. Ein ausgewogener Schlafzyklus mit ausreichenden Non-REM-Phasen fördert somit sowohl das körperliche Wohlbefinden als auch die geistige Leistungsfähigkeit.

2.3 Zyklus des Schlafs

Der Schlafzyklus ist ein faszinierendes Zusammenspiel von verschiedenen Schlafphasen, die sich in einem typischen Nachtschlaf wiederholen. Ein vollständiger Zyklus dauert etwa 90 bis 120 Minuten und umfasst sowohl Non-REM- als auch REM-Phasen. Das Verständnis dieses Zyklus ist entscheidend für die Optimierung der Schlafqualität und das allgemeine Wohlbefinden.

- Ein typischer Schlafzyklus beginnt mit der Non-REM-Phase, die in drei Stufen unterteilt ist: N1, N2 und N 3.
- In der ersten Phase (N1) tritt eine leichte Schläfrigkeit auf, gefolgt von einer Vertiefung des Schlafs in der zweiten Phase (N2). Die dritte Phase (N3), auch Slow-Wave-Sleep genannt, ist die tiefste Form des Non-REM-Schlafs und spielt eine zentrale Rolle bei der körperlichen Erholung. Diese Phasen sind nicht nur wichtig für die Regeneration des Körpers, sondern auch für kognitive Prozesse wie Gedächtniskonsolidierung.

Nach dem Durchlaufen dieser Non-REM-Phasen folgt die REM-Phase (Rapid Eye Movement), die durch lebhafte Träume gekennzeichnet ist. Während dieser Phase sind Gehirnaktivität und Herzfrequenz erhöht, was darauf hindeutet, dass das Gehirn intensiv arbeitet. REM-Schlaf trägt zur emotionalen Stabilität und kreativen Problemlösung bei. Interessanterweise kann ein Mangel an REM-Schlaf zu Stimmungsschwankungen und kognitiven Beeinträchtigungen führen.

Im Laufe einer Nacht durchläuft eine Person mehrere solcher Zyklen, wobei jeder Zyklus unterschiedliche Anteile an den einzelnen Phasen aufweist. Zu Beginn der Nacht dominiert oft der Tiefschlaf (N3), während gegen Morgen mehr Zeit im REM-Schlaf verbracht wird. Diese Variation hat evolutionäre Wurzeln; sie ermöglicht es dem Körper, sich zuerst physisch zu regenerieren und später emotionale und mentale Prozesse zu fördern.

Zusammenfassend lässt sich sagen, dass der Schlafzyklus ein komplexes System darstellt, das für unsere Gesundheit von entscheidender Bedeutung ist. Ein ausgewogener Zyklus fördert nicht nur die körperliche Erholung, sondern unterstützt auch geistige Funktionen und emotionale Stabilität.

3
Häufige Ursachen für Schlafprobleme

3.1 Stress und seine Auswirkungen auf den Schlaf

Stress ist eine der häufigsten Ursachen für Schlafprobleme und hat weitreichende Auswirkungen auf die Qualität des Schlafes. In einer schnelllebigen Welt, in der berufliche und persönliche Anforderungen ständig steigen, leiden viele Menschen unter chronischem Stress, was zu Schwierigkeiten beim Einschlafen oder Durchschlafen führt. Die physiologischen Reaktionen des Körpers auf Stress, wie erhöhte Herzfrequenz und Anspannung der Muskulatur, können das Einschlafen erheblich erschweren.

Ein zentraler Aspekt ist die Rolle von Cortisol, dem sogenannten Stresshormon. Bei anhaltendem Stress produziert der Körper vermehrt Cortisol, was den natürlichen Schlaf-Wach-Rhythmus stören kann. Hohe Cortisolspiegel sind mit einer verringerten REM-Schlafphase verbunden, die für die emotionale Stabilität und das Gedächtnis wichtig ist. Dies führt nicht nur zu einem Gefühl der Müdigkeit am nächsten Tag, sondern kann auch langfristig zu ernsthaften gesundheitlichen Problemen führen.

Darüber hinaus beeinflusst Stress auch unsere Gedankenmuster vor dem Schlafengehen. Viele Menschen finden es schwierig, ihre Gedanken zur Ruhe kommen zu lassen; sie wälzen sich im Bett und denken über unerledigte Aufgaben oder zukünftige Herausforderungen nach. Diese mentale Überlastung kann dazu führen, dass man sich in einem Teufelskreis aus Sorgen und Schlaflosigkeit befindet.

- **Entspannungstechniken:** Methoden wie Meditation oder progressive Muskelentspannung können helfen, den Geist zu beruhigen und den Körper auf den Schlaf vorzubereiten.
- **Schlafumgebung:** Eine ruhige und dunkle Umgebung fördert einen besseren Schlaf; das Reduzieren von Lärmquellen kann besonders hilfreich sein.
- **Regelmäßige Routine:** Ein fester Schlafrhythmus unterstützt den Körper dabei, sich an natürliche Schlafzeiten anzupassen.

Letztendlich ist es entscheidend, Strategien zur Stressbewältigung in den Alltag zu integrieren. Indem man aktiv an der Reduzierung von Stress arbeitet – sei es durch Sport, Hobbys oder soziale Interaktionen – kann man nicht nur die allgemeine Lebensqualität verbessern, sondern auch die eigene Schlafqualität nachhaltig steigern.

3.2 Ungesunde Lebensgewohnheiten

Ungesunde Lebensgewohnheiten spielen eine entscheidende Rolle bei der Entstehung von Schlafproblemen. Viele Menschen sind sich nicht bewusst, wie stark ihre täglichen Entscheidungen und Verhaltensweisen ihren Schlaf beeinflussen können. Dazu gehören unter anderem unregelmäßige Schlafzeiten, übermäßiger Konsum von Koffein und Alkohol sowie mangelnde körperliche Aktivität.

Ein häufiges Problem ist die unregelmäßige Schlafroutine. Wenn Menschen zu unterschiedlichen Zeiten ins Bett gehen und aufstehen, kann dies den natürlichen circadianen Rhythmus stören. Der Körper benötigt eine gewisse Regelmäßigkeit, um sich an feste Schlaf- und Wachzeiten anzupassen. Ein fester Zeitplan fördert nicht nur das Einschlafen, sondern auch die Qualität des Schlafs selbst.

Koffein ist ein weiterer Faktor, der oft unterschätzt wird. Viele Menschen konsumieren Kaffee oder andere koffeinhaltige Getränke bis in die späten Nachmittagsstunden oder sogar am Abend. Koffein wirkt als Stimulans und kann die Fähigkeit des Körpers beeinträchtigen, zur Ruhe zu kommen. Selbst wenn man glaubt, dass man nach dem Konsum gut schlafen kann, bleibt die Wahrscheinlichkeit hoch, dass die Tiefschlafphasen verkürzt werden.

Alkohol wird häufig als Einschlafhilfe betrachtet; jedoch hat er einen gegenteiligen Effekt auf die Schlafqualität. Während Alkohol zunächst beruhigend wirken kann, führt er später in der Nacht zu einer Fragmentierung des Schlafs und verringert die REM-Phasen erheblich. Dies kann dazu führen, dass man sich am nächsten Morgen müde und unausgeruht fühlt.

Mangelnde körperliche Aktivität trägt ebenfalls zu schlechten Schlafgewohnheiten bei. Regelmäßige Bewegung hilft nicht nur dabei, Stress abzubauen, sondern fördert auch einen tieferen und erholsameren Schlaf. Studien zeigen, dass Menschen, die regelmäßig Sport treiben, weniger Schwierigkeiten haben einzuschlafen und insgesamt eine bessere Schlafqualität genießen.

Zusammenfassend lässt sich sagen, dass ungesunde Lebensgewohnheiten einen erheblichen Einfluss auf den Schlaf haben können. Es ist wichtig, diese Gewohnheiten zu erkennen und aktiv daran zu arbeiten, um langfristig eine bessere Schlafqualität zu erreichen.

3.3 Psychische Belastungen und deren Einfluss

Psychische Belastungen sind ein wesentlicher Faktor, der die Schlafqualität erheblich beeinflussen kann. Stress, Angstzustände und Depressionen sind häufige psychische Probleme, die nicht nur das Einschlafen erschweren, sondern auch die gesamte Schlafarchitektur stören können. In einer schnelllebigen Welt, in der Leistungsdruck und emotionale Herausforderungen zunehmen, ist es wichtig zu verstehen, wie diese Faktoren den Schlaf beeinträchtigen.

Ein zentraler Aspekt ist der Zusammenhang zwischen Stress und Schlaf. Wenn Menschen unter hohem Druck stehen – sei es durch berufliche Anforderungen oder persönliche Probleme – schüttet der Körper Stresshormone wie Cortisol aus. Diese Hormone fördern eine erhöhte Wachsamkeit und verhindern das Entspannen vor dem Schlafengehen. Studien zeigen, dass Personen mit chronischem Stress oft Schwierigkeiten haben, in den Tiefschlaf zu gelangen, was zu einem Gefühl von Müdigkeit am nächsten Tag führt.

Angstzustände sind ein weiterer bedeutender Einflussfaktor auf den Schlaf. Menschen mit generalisierten Angststörungen neigen dazu, übermäßig über zukünftige Ereignisse nachzudenken oder sich Sorgen um alltägliche Dinge zu machen. Diese gedanklichen Kreisläufe können das Einschlafen erheblich verzögern und führen häufig zu nächtlichem Aufwachen. Die ständige Anspannung des Körpers während solcher Phasen kann zudem die Qualität des REM-Schlafs beeinträchtigen, was für die emotionale Verarbeitung wichtig ist.

Depressionen stellen eine weitere ernsthafte Herausforderung dar. Sie sind oft mit einer erhöhten Schläfrigkeit tagsüber sowie mit Schwierigkeiten beim Ein- und Durchschlafen verbunden. Viele Betroffene berichten von einem gestörten Schlafrhythmus; sie schlafen entweder übermäßig viel oder leiden an Insomnie. Die Behandlung dieser psychischen Erkrankungen erfordert oft einen ganzheitlichen Ansatz, der sowohl therapeutische als auch medikamentöse Maßnahmen umfasst.

Zusammenfassend lässt sich sagen, dass psychische Belastungen einen tiefgreifenden Einfluss auf den Schlaf haben können. Es ist entscheidend, diese Zusammenhänge zu erkennen und geeignete Strategien zur Stressbewältigung sowie zur Förderung der psychischen Gesundheit zu entwickeln. Techniken wie Achtsamkeitstraining oder kognitive Verhaltenstherapie können helfen, die mentale Gesundheit zu stabilisieren und somit auch die Schlafqualität nachhaltig zu verbessern.

4
Identifikation individueller Schlafprobleme

4.1 Selbstbeobachtung und Schlaftagebuch

Die Selbstbeobachtung ist ein entscheidender Schritt zur Identifikation individueller Schlafprobleme. Ein Schlaftagebuch dient dabei als wertvolles Werkzeug, um Muster und Störungen im Schlafverhalten zu erkennen. Durch die systematische Dokumentation von Schlafgewohnheiten können Betroffene nicht nur ihre Probleme besser verstehen, sondern auch gezielte Maßnahmen zur Verbesserung ihrer Schlafqualität ergreifen.

Ein Schlaftagebuch sollte idealerweise über einen Zeitraum von mindestens zwei bis vier Wochen geführt werden. In diesem Tagebuch notieren die Betroffenen täglich relevante Informationen wie:
- Uhrzeit des Zubettgehens und Aufstehens
- Gesamtdauer des Schlafs
- Qualität des Schlafs (z.B. häufiges Aufwachen)
- Essen und Trinken vor dem Schlafengehen
- Körperliche Aktivitäten während des Tages
- Emotionale Befindlichkeit oder Stresslevel

Durch diese detaillierte Aufzeichnung können Zusammenhänge zwischen Lebensstilfaktoren und Schlafproblemen aufgedeckt werden. Beispielsweise könnte sich herausstellen, dass bestimmte Nahrungsmittel oder Getränke am Abend den Schlaf negativ beeinflussen oder dass Stress in der Arbeit zu unruhigen Nächten führt.

Zudem fördert das Führen eines Schlaftagebuchs das Bewusstsein für eigene Gewohnheiten und Rituale rund um den Schlaf. Viele Menschen sind sich ihrer schlechten Gewohnheiten nicht bewusst, wie etwa der Nutzung elektronischer Geräte kurz vor dem Zubettgehen oder unregelmäßigen Schlafzeiten. Das Tagebuch kann helfen, diese Verhaltensmuster zu identifizieren und gegebenenfalls zu ändern.

Zusammenfassend lässt sich sagen, dass die Selbstbeobachtung durch ein Schlaftagebuch eine fundamentale Rolle bei der Identifikation individueller Schlafprobleme spielt. Sie ermöglicht es den Betroffenen, aktiv an ihrer Schlafqualität zu arbeiten und fundierte Entscheidungen für eine gesündere Lebensweise zu treffen.

4.2 Anzeichen von Schlafstörungen erkennen

Die Erkennung von Schlafstörungen ist ein wesentlicher Schritt zur Verbesserung der Schlafqualität und des allgemeinen Wohlbefindens. Oftmals sind die Symptome subtil und werden nicht sofort als problematisch wahrgenommen. Ein frühzeitiges Erkennen dieser Anzeichen kann jedoch entscheidend sein, um geeignete Maßnahmen zu ergreifen.

Ein häufiges Zeichen für Schlafstörungen ist die Unfähigkeit, innerhalb einer angemessenen Zeit einzuschlafen oder durchzuschlafen. Menschen, die regelmäßig mehr als 30 Minuten zum Einschlafen benötigen oder mehrmals in der Nacht aufwachen, sollten ihre Schlafgewohnheiten kritisch hinterfragen. Auch das Gefühl der Müdigkeit am Morgen trotz ausreichender Schlafdauer kann auf eine schlechte Schlafqualität hinweisen.

Zusätzlich können Veränderungen im emotionalen Zustand ein Indikator für Schlafprobleme sein. Viele Betroffene berichten von erhöhter Reizbarkeit, Angstzuständen oder depressiven Verstimmungen, die oft mit unzureichendem oder gestörtem Schlaf einhergehen. Diese emotionalen Symptome können sich gegenseitig verstärken und einen Teufelskreis schaffen, der es noch schwieriger macht, den Schlaf zu verbessern.

Ein weiteres wichtiges Anzeichen sind körperliche Beschwerden wie Kopfschmerzen oder Verspannungen im Nacken- und Schulterbereich nach dem Aufwachen. Diese Beschwerden können sowohl durch eine ungünstige Schlafposition als auch durch Stress und Anspannung während des Tages verursacht werden. Die Beobachtung solcher körperlichen Symptome kann helfen, Zusammenhänge zwischen Lebensstilfaktoren und dem individuellen Schlafverhalten zu erkennen.

Schließlich sollte auch das Verhalten vor dem Zubettgehen berücksichtigt werden. Der Konsum von Koffein oder Alkohol am Abend sowie die Nutzung elektronischer Geräte kurz vor dem Einschlafen können den natürlichen Schlafrhythmus erheblich stören. Das Bewusstsein für diese Verhaltensweisen ist entscheidend für die Identifikation möglicher Ursachen von Schlafstörungen.

Insgesamt ist es wichtig, aufmerksam auf diese Anzeichen zu achten und gegebenenfalls professionelle Hilfe in Anspruch zu nehmen. Eine frühzeitige Intervention kann nicht nur die Qualität des Schlafs verbessern, sondern auch das allgemeine Wohlbefinden steigern.

4.3 Professionelle Hilfe in Anspruch nehmen

Die Inanspruchnahme professioneller Hilfe bei Schlafproblemen ist ein entscheidender Schritt zur Verbesserung der Schlafqualität und des allgemeinen Wohlbefindens. Oftmals sind Menschen, die unter Schlafstörungen leiden, unsicher, ob sie Unterstützung benötigen oder wo sie diese finden können. Die Suche nach professioneller Hilfe kann jedoch nicht nur dazu beitragen, die Ursachen von Schlafproblemen zu identifizieren, sondern auch effektive Strategien zur Bewältigung zu entwickeln.

Ein erster Anlaufpunkt für Betroffene sind Hausärzte oder Allgemeinmediziner. Diese Fachleute können eine erste Einschätzung der Symptome vornehmen und gegebenenfalls an Spezialisten wie Schlafmediziner oder Psychologen überweisen. Es ist wichtig, offen über die eigenen Erfahrungen zu sprechen und alle relevanten Informationen bereitzustellen, um eine präzise Diagnose zu ermöglichen.

Schlafmedizinische Kliniken bieten umfassende Diagnosen und Behandlungen an. Hier werden oft spezielle Untersuchungen wie Polysomnographien durchgeführt, um das Schlafverhalten detailliert zu analysieren. Diese Tests helfen dabei, verschiedene Arten von Schlafstörungen wie Schlafapnoe oder Restless-Legs-Syndrom zu erkennen und gezielt zu behandeln.

Darüber hinaus können psychologische Beratungen hilfreich sein, insbesondere wenn emotionale Faktoren wie Stress oder Angstzustände eine Rolle spielen. Verhaltenstherapie hat sich als besonders effektiv erwiesen, um negative Denkmuster und Verhaltensweisen im Zusammenhang mit dem Schlaf zu verändern. Therapeuten können Techniken vermitteln, die den Klienten helfen, besser mit ihren Sorgen umzugehen und entspannter einzuschlafen.

- **Verhaltenstherapie:** Fokussiert auf die Veränderung von schädlichen Gewohnheiten rund um den Schlaf.
- **Kognitive Therapie:** Hilft dabei, negative Gedankenmuster abzubauen.
- **Medikamentöse Behandlung:** Kann in bestimmten Fällen sinnvoll sein, sollte jedoch immer unter ärztlicher Aufsicht erfolgen.

Letztlich ist es wichtig zu betonen, dass professionelle Hilfe nicht nur für akute Probleme in Anspruch genommen werden sollte. Präventive Maßnahmen durch regelmäßige Konsultationen können dazu beitragen, zukünftigen Schlafstörungen vorzubeugen und das allgemeine Wohlbefinden nachhaltig zu fördern.

5
Grundlagen der Schlafhygiene

5.1 Optimierung der Schlafumgebung

Die Gestaltung einer optimalen Schlafumgebung ist entscheidend für die Verbesserung der Schlafqualität. Eine ruhige, dunkle und kühle Umgebung fördert nicht nur das Einschlafen, sondern auch die Durchschlafphase. Studien zeigen, dass bereits kleine Anpassungen in der Schlafumgebung signifikante Auswirkungen auf die Schlafqualität haben können.

Ein zentraler Aspekt ist die **Raumtemperatur**. Die ideale Temperatur für einen erholsamen Schlaf liegt zwischen 16 und 20 Grad Celsius. Zu hohe Temperaturen können den Körper daran hindern, sich zu entspannen und in tiefere Schlafphasen einzutreten. Daher empfiehlt es sich, vor dem Zubettgehen das Fenster zu öffnen oder eine Klimaanlage zu nutzen, um eine angenehme Raumtemperatur zu gewährleisten.

Ein weiterer wichtiger Faktor ist **die Lichtverhältnisse**. Dunkelheit signalisiert dem Körper, dass es Zeit zum Schlafen ist. Verdunkelungsvorhänge oder Augenmasken können helfen, störendes Licht auszublenden. Zudem sollte man elektronische Geräte wie Smartphones oder Tablets mindestens eine Stunde vor dem Schlafengehen meiden, da das blaue Licht dieser Bildschirme die Melatoninproduktion hemmt und somit den natürlichen Schlafrhythmus stört.

Lärm stellt ebenfalls ein häufiges Problem dar. Geräusche von außen können den Schlaf erheblich beeinträchtigen. Ohrstöpsel oder weiße Rauschgeneratoren sind effektive Mittel, um störende Geräusche zu minimieren und eine ruhigere Umgebung zu schaffen. Auch das Anbringen von schalldämmenden Vorhängen kann hilfreich sein.

Zusätzlich spielt **die Matratze und das Bettzeug** eine wesentliche Rolle für den Komfort während des Schlafs. Eine Matratze sollte weder zu hart noch zu weich sein; sie muss den Körper gut unterstützen und Druckstellen vermeiden. Hochwertige Kissen tragen ebenfalls zur richtigen Ausrichtung der Wirbelsäule bei und verhindern Nacken- sowie Rückenschmerzen.

Abschließend lässt sich sagen, dass die Optimierung der Schlafumgebung durch gezielte Maßnahmen nicht nur zur Verbesserung der Schlafqualität beiträgt, sondern auch langfristig positive Effekte auf die allgemeine Gesundheit hat. Indem man diese Aspekte berücksichtigt und anpasst, kann jeder Einzelne seine Chancen auf erholsamen und regenerierenden Schlaf erheblich steigern.

5.2 Regelmäßige Schlafgewohnheiten etablieren

Die Etablierung regelmäßiger Schlafgewohnheiten ist ein zentraler Bestandteil der Schlafhygiene und spielt eine entscheidende Rolle für die Qualität des Schlafs. Ein konsistenter Schlafrhythmus hilft dem Körper, sich an natürliche zirkadiane Rhythmen anzupassen, was zu einem besseren Einschlafen und Durchschlafen führt. Studien zeigen, dass Menschen, die jeden Tag zur gleichen Zeit ins Bett gehen und aufstehen, in der Regel erholsamer schlafen.

Ein wichtiger Aspekt bei der Schaffung regelmäßiger Schlafgewohnheiten ist die **Schlafenszeit**. Es empfiehlt sich, eine feste Zeit zum Zubettgehen festzulegen und diese auch an Wochenenden einzuhalten. Dies verhindert das sogenannte „Sozialjetlag", das entsteht, wenn man am Wochenende deutlich später ins Bett geht und dadurch den natürlichen Rhythmus stört. Eine konstante Schlafenszeit unterstützt nicht nur den Körper bei der Regulierung des Melatoninhaushalts, sondern fördert auch die allgemeine Wachsamkeit während des Tages.

Zusätzlich sollte man vor dem Schlafengehen eine **Ritualisierung** des Abendablaufs in Betracht ziehen. Entspannende Aktivitäten wie Lesen, Meditieren oder sanfte Dehnübungen können helfen, den Geist zu beruhigen und den Körper auf den Schlaf vorzubereiten. Solche Rituale signalisieren dem Gehirn, dass es Zeit ist, zur Ruhe zu kommen. Vermeidung von stimulierenden Aktivitäten oder Bildschirmzeit vor dem Zubettgehen ist ebenfalls ratsam; stattdessen kann das Hören von beruhigender Musik oder Naturgeräuschen hilfreich sein.

Ein weiterer Punkt sind **kurze Nickerchen**, die tagsüber oft verlockend erscheinen können. Während kurze Nickerchen (15-30 Minuten) durchaus erfrischend wirken können, sollten längere Schläfchen vermieden werden, da sie den Nachtschlaf negativ beeinflussen können. Wenn möglich, sollte man darauf achten, dass Nickerchen nicht nach 15 Uhr stattfinden.

Abschließend lässt sich sagen, dass regelmäßige Schlafgewohnheiten nicht nur die Qualität des Nachtschlafs verbessern können, sondern auch langfristig positive Auswirkungen auf die körperliche und geistige Gesundheit haben. Indem man einen stabilen Rhythmus etabliert und entspannende Rituale integriert, kann jeder Einzelne seine Chancen auf erholsamen Schlaf erheblich steigern.

5.3 Vermeidung von Störfaktoren

Die Vermeidung von Störfaktoren ist ein wesentlicher Bestandteil der Schlafhygiene, da äußere Einflüsse erheblich die Qualität des Schlafs beeinträchtigen können. Um einen erholsamen Schlaf zu gewährleisten, ist es wichtig, eine Umgebung zu schaffen, die frei von Ablenkungen und Störungen ist. Dies trägt nicht nur zur Verbesserung der Schlafqualität bei, sondern fördert auch das allgemeine Wohlbefinden.

Ein zentraler Aspekt bei der Minimierung von Störfaktoren ist die **Schlafumgebung**. Der Raum sollte dunkel, ruhig und kühl sein. Verdunkelungsvorhänge oder Augenmasken können helfen, unerwünschtes Licht auszuschließen, während Ohrstöpsel oder weiße Geräusche dazu beitragen können, störende Geräusche zu dämpfen. Eine angenehme Raumtemperatur zwischen 16 und 20 Grad Celsius wird oft als optimal für den Schlaf angesehen.

Zusätzlich spielt die **Technologie** eine bedeutende Rolle in der heutigen Zeit. Die Nutzung elektronischer Geräte vor dem Schlafengehen kann den natürlichen Schlafrhythmus stören. Das blaue Licht von Smartphones und Tablets hemmt die Melatoninproduktion und erschwert das Einschlafen. Daher sollte man mindestens eine Stunde vor dem Zubettgehen auf Bildschirmzeit verzichten und stattdessen entspannende Aktivitäten wie Lesen oder Meditation in Betracht ziehen.

Ein weiterer wichtiger Punkt sind **Koffein und Alkohol**. Diese Substanzen können den Schlaf erheblich beeinträchtigen. Koffein wirkt stimulierend und sollte idealerweise am Nachmittag vermieden werden. Auch Alkohol mag zunächst beruhigend wirken, kann jedoch den REM-Schlaf stören und zu unruhigem Schlaf führen. Es empfiehlt sich daher, den Konsum dieser Substanzen insbesondere in den Stunden vor dem Schlafengehen zu reduzieren.

Abschließend lässt sich sagen, dass die Schaffung einer schlaffreundlichen Umgebung sowie das bewusste Vermeiden von Störfaktoren entscheidend für einen erholsamen Nachtschlaf sind. Indem man aktiv Maßnahmen ergreift, um diese Faktoren zu minimieren, kann jeder Einzelne seine Chancen auf qualitativ hochwertigen Schlaf erheblich steigern.

6
Entspannungstechniken zur Verbesserung des Schlafs

6.1 Progressive Muskelentspannung

Die Progressive Muskelentspannung (PME) ist eine bewährte Entspannungstechnik, die von Dr. Edmund Jacobson in den 1920er Jahren entwickelt wurde. Sie zielt darauf ab, körperliche und geistige Spannungen abzubauen, indem verschiedene Muskelgruppen systematisch angespannt und anschließend entspannt werden. Diese Methode hat sich als besonders effektiv erwiesen, um Schlafprobleme zu lindern und die allgemeine Lebensqualität zu verbessern.

Ein zentraler Aspekt der PME ist das Bewusstsein für den eigenen Körper. Durch das gezielte Anspannen und Entspannen der Muskeln lernen die Praktizierenden, Spannungen wahrzunehmen und aktiv abzubauen. Dies fördert nicht nur die körperliche Entspannung, sondern auch eine tiefere Verbindung zum eigenen Körper, was wiederum Stress reduzieren kann.

Die Durchführung der PME erfolgt in mehreren Schritten: Zunächst sucht man sich einen ruhigen Ort und nimmt eine bequeme Position ein. Anschließend konzentriert man sich auf eine bestimmte Muskelgruppe – beispielsweise die Hände oder Schultern – und spannt diese für einige Sekunden an. Danach folgt die bewusste Entspannung dieser Muskeln, während man gleichzeitig tief durchatmet. Dieser Prozess wird für alle Hauptmuskelgruppen wiederholt.

- **Stressabbau:** Regelmäßige Anwendung der PME kann helfen, Stresssignale im Körper frühzeitig zu erkennen und zu regulieren.
- **Schlafqualität:** Viele Menschen berichten von einer signifikanten Verbesserung ihrer Schlafqualität nach dem Üben der PME.
- **Körperbewusstsein:** Die Technik fördert ein besseres Verständnis für eigene Spannungszustände und deren Ursachen.

Zahlreiche Studien unterstützen die Wirksamkeit der Progressiven Muskelentspannung bei Schlafstörungen sowie bei Angst- und Stressbewältigung. Um optimale Ergebnisse zu erzielen, empfiehlt es sich, PME regelmäßig in den Alltag zu integrieren – idealerweise vor dem Schlafengehen oder in stressigen Situationen während des Tages. Mit etwas Übung wird diese Technik schnell zur wertvollen Gewohnheit, die nicht nur den Schlaf verbessert, sondern auch das allgemeine Wohlbefinden steigert.

6.2 Meditation und Achtsamkeitstechniken

Meditation und Achtsamkeitstechniken sind kraftvolle Werkzeuge zur Verbesserung der Schlafqualität und zur Förderung des allgemeinen Wohlbefindens. Diese Praktiken helfen, den Geist zu beruhigen, Stress abzubauen und eine tiefere Verbindung zum eigenen Körper herzustellen. In einer Welt, die oft von Hektik und Ablenkungen geprägt ist, bieten sie einen Raum der Ruhe und Reflexion.

Die Praxis der Meditation umfasst verschiedene Techniken, die darauf abzielen, den Geist zu fokussieren und innere Ruhe zu finden. Eine weit verbreitete Methode ist die Atemmeditation, bei der die Aufmerksamkeit auf den Atem gerichtet wird. Durch das bewusste Atmen können Gedanken zur Ruhe kommen, was besonders hilfreich ist, um vor dem Schlafengehen einen klaren Kopf zu bekommen. Studien zeigen, dass regelmäßige Meditationspraxis nicht nur die Schlafqualität verbessert, sondern auch die Einschlafzeit verkürzt.

Achtsamkeit hingegen bedeutet, im gegenwärtigen Moment präsent zu sein und Gedanken sowie Gefühle ohne Urteil wahrzunehmen. Diese Technik kann in alltäglichen Aktivitäten integriert werden – sei es beim Essen oder beim Gehen. Indem man sich bewusst auf das Hier und Jetzt konzentriert, können Grübeleien über vergangene Ereignisse oder Sorgen um die Zukunft reduziert werden. Dies führt zu einem entspannteren Zustand des Seins und fördert somit einen besseren Schlaf.

- **Stressreduktion:** Regelmäßige Meditation kann helfen, Stresshormone wie Cortisol zu senken.
- **Emotionale Stabilität:** Achtsamkeitspraktiken fördern ein besseres Verständnis für eigene Emotionen und deren Einfluss auf den Schlaf.
- **Körperliche Entspannung:** Durch gezielte Entspannungsübungen während der Meditation wird der Körper in einen Zustand tiefer Ruhe versetzt.

Um optimale Ergebnisse zu erzielen, empfiehlt es sich, täglich Zeit für diese Praktiken einzuplanen – selbst kurze Einheiten von fünf bis zehn Minuten können bereits positive Effekte haben. Die Integration von Meditation und Achtsamkeit in den Alltag kann nicht nur den Schlaf verbessern, sondern auch das allgemeine Lebensgefühl steigern.

6.3 Visualisierungstechniken

Visualisierungstechniken sind eine effektive Methode, um den Geist zu beruhigen und die Schlafqualität zu verbessern. Diese Techniken nutzen die Kraft der Vorstellung, um entspannende Bilder oder Szenarien im Geist zu erzeugen, was dazu beiträgt, Stress abzubauen und einen Zustand der inneren Ruhe herzustellen. In einer Zeit, in der viele Menschen unter Schlafstörungen leiden, bieten Visualisierungen eine zugängliche und wirkungsvolle Strategie zur Förderung eines besseren Schlafs.

Eine gängige Form der Visualisierung ist das sogenannte "Geführte Bild". Hierbei stellt sich die Person vor, an einem ruhigen Ort zu sein – sei es ein Strand, ein Wald oder ein stiller Garten. Indem man sich auf die Details dieser Umgebung konzentriert – wie das Rauschen der Wellen oder das Zwitschern der Vögel – kann man den Alltag hinter sich lassen und in einen entspannten Zustand eintauchen. Studien haben gezeigt, dass solche geführten Bilder nicht nur helfen können, schneller einzuschlafen, sondern auch die Qualität des Schlafs insgesamt verbessern.

Ein weiterer Ansatz ist die Verwendung von positiven Affirmationen während der Visualisierung. Indem man sich selbst positive Botschaften zuspricht und diese mit beruhigenden Bildern verknüpft, kann man negative Gedankenmuster durchbrechen. Beispielsweise könnte jemand visualisieren, wie er sanft in einen tiefen Schlaf sinkt, während er gleichzeitig Sätze wie "Ich bin ruhig und entspannt" wiederholt. Diese Technik fördert nicht nur das Einschlafen, sondern stärkt auch das Selbstvertrauen in die eigene Fähigkeit zur Entspannung.

- **Stressabbau:** Durch gezielte Visualisierungen können Stresshormone gesenkt werden.
- **Kreativität fördern:** Die Vorstellungskraft wird angeregt und kann auch im Alltag kreative Lösungen hervorbringen.
- **Bessere Körperwahrnehmung:** Visualisierungen helfen dabei, den eigenen Körper besser wahrzunehmen und Verspannungen gezielt abzubauen.

Um optimale Ergebnisse zu erzielen, sollte man regelmäßig Zeit für diese Praktiken einplanen. Bereits fünf bis zehn Minuten täglich können signifikante Verbesserungen im Schlafverhalten bewirken. Die Integration von Visualisierungstechniken in die Abendroutine kann somit nicht nur den Schlaf fördern, sondern auch das allgemeine Wohlbefinden steigern.

7
Atemübungen für besseren Schlaf

7.1 Tiefenatmungstechniken

Tiefenatmungstechniken sind eine bewährte Methode zur Förderung der Entspannung und Verbesserung der Schlafqualität. Diese Techniken zielen darauf ab, die Atmung zu vertiefen und zu verlangsamen, was nicht nur den Körper beruhigt, sondern auch den Geist klärt. In einer Zeit, in der Stress und Hektik unseren Alltag dominieren, können diese einfachen Übungen einen entscheidenden Unterschied für unsere Nachtruhe machen.

Eine der bekanntesten Methoden ist die Bauchatmung. Bei dieser Technik wird das Zwerchfell aktiviert, wodurch die Luft tief in die Lungen strömt. Um dies zu üben, legen Sie eine Hand auf Ihren Bauch und die andere auf Ihre Brust. Atmen Sie langsam durch die Nase ein und spüren Sie, wie sich Ihr Bauch hebt, während Ihre Brust möglichst still bleibt. Halten Sie den Atem für einige Sekunden an und atmen Sie dann langsam durch den Mund aus. Diese Art des Atmens fördert nicht nur die Sauerstoffaufnahme, sondern hilft auch dabei, Spannungen abzubauen.

Eine weitere effektive Technik ist die 4-7-8-Atemübung. Hierbei atmen Sie vier Sekunden lang durch die Nase ein, halten den Atem sieben Sekunden lang an und atmen dann acht Sekunden lang durch den Mund aus. Diese Übung kann helfen, das Nervensystem zu beruhigen und den Körper auf den Schlaf vorzubereiten. Es wird empfohlen, diese Technik regelmäßig zu praktizieren – idealerweise vor dem Schlafengehen – um ihre volle Wirkung entfalten zu können.

Zusätzlich können Visualisierungsübungen in Kombination mit Tiefenatmung eingesetzt werden. Stellen Sie sich beim Einatmen einen ruhigen Ort vor – vielleicht einen Strand oder einen Wald – und lassen Sie beim Ausatmen alle Sorgen los. Diese Verbindung von Vorstellungskraft und Atemtechnik verstärkt das Gefühl der Entspannung erheblich.

Insgesamt bieten Tiefenatmungstechniken eine einfache Möglichkeit, Stress abzubauen und sich auf eine erholsame Nacht vorzubereiten. Indem man regelmäßig übt, kann man nicht nur seine Schlafqualität verbessern, sondern auch langfristig ein besseres allgemeines Wohlbefinden erreichen.

7.2 Atemrhythmus regulieren

Die Regulierung des Atemrhythmus spielt eine entscheidende Rolle für die Förderung eines gesunden Schlafs. Ein gleichmäßiger und ruhiger Atem kann nicht nur den Körper entspannen, sondern auch den Geist beruhigen, was besonders wichtig ist, wenn man sich auf die Nachtruhe vorbereitet. In einer Welt voller Ablenkungen und Stressfaktoren ist es von großer Bedeutung, Techniken zu erlernen, die helfen, den Atem bewusst zu steuern.

Eine der effektivsten Methoden zur Regulierung des Atemrhythmus ist die sogenannte „Box Breathing"-Technik. Diese Methode besteht aus vier Phasen: Einatmen, Halten des Atems, Ausatmen und erneutem Halten. Jede Phase dauert in der Regel vier Sekunden. Durch diese strukturierte Atmung wird das Nervensystem beruhigt und der Körper in einen Zustand der Entspannung versetzt. Um dies zu praktizieren, setzen Sie sich an einen ruhigen Ort, schließen Sie die Augen und beginnen Sie mit dem Einatmen durch die Nase für vier Sekunden. Halten Sie dann den Atem an, bevor Sie langsam durch den Mund ausatmen.

Ein weiterer wichtiger Aspekt ist das bewusste Wahrnehmen des eigenen Atems während des Tages. Oft atmen wir flach oder unregelmäßig, insbesondere in stressigen Situationen. Indem wir uns regelmäßig daran erinnern, tief und gleichmäßig zu atmen – beispielsweise durch kurze Pausen während des Arbeitstags – können wir unseren natürlichen Atemrhythmus wiederherstellen und somit auch unsere Schlafqualität verbessern.

Zusätzlich kann das Praktizieren von Meditation oder Achtsamkeitstechniken dazu beitragen, den Atemrhythmus zu regulieren. Diese Praktiken fördern nicht nur eine tiefere Verbindung zum eigenen Körper, sondern helfen auch dabei, Gedanken zur Ruhe kommen zu lassen. Wenn man vor dem Schlafengehen einige Minuten damit verbringt, sich auf den eigenen Atem zu konzentrieren und ihn bewusst zu steuern, kann dies erheblich zur Verbesserung der Schlafqualität beitragen.

Insgesamt zeigt sich, dass die Regulierung des Atemrhythmus ein einfacher aber wirkungsvoller Ansatz ist, um Stress abzubauen und sich auf eine erholsame Nacht vorzubereiten. Durch regelmäßige Übung dieser Techniken kann jeder lernen, seinen Atem gezielt einzusetzen und so seine allgemeine Lebensqualität nachhaltig zu steigern.

7.3 Atemübungen vor dem Einschlafen

Atemübungen vor dem Einschlafen sind eine wertvolle Methode, um den Körper und Geist auf die Nachtruhe vorzubereiten. In einer Zeit, in der viele Menschen unter Schlafstörungen leiden, können gezielte Atemtechniken helfen, Stress abzubauen und die Entspannung zu fördern. Diese Übungen sind nicht nur einfach durchzuführen, sondern auch äußerst effektiv, um einen ruhigen und erholsamen Schlaf zu erreichen.

Eine bewährte Technik ist die „4-7-8"-Atemübung. Bei dieser Methode atmet man vier Sekunden lang durch die Nase ein, hält den Atem für sieben Sekunden an und atmet dann acht Sekunden lang durch den Mund aus. Diese Übung hilft dabei, das Nervensystem zu beruhigen und den Herzschlag zu verlangsamen. Durch das langsame Ausatmen wird der Körper dazu angeregt, sich zu entspannen und Spannungen abzubauen.

Ein weiterer Ansatz ist die „Zwerchfellatmung", bei der man bewusst tief in den Bauch atmet. Dies kann helfen, Verspannungen im Oberkörper zu lösen und ein Gefühl von Ruhe zu erzeugen. Um diese Technik anzuwenden, legt man eine Hand auf den Bauch und spürt beim Einatmen, wie sich dieser hebt. Beim Ausatmen sollte der Bauch wieder sinken. Diese Art des Atmens fördert nicht nur die Sauerstoffaufnahme, sondern aktiviert auch das parasympathische Nervensystem, welches für Entspannung sorgt.

Zusätzlich kann es hilfreich sein, eine kurze Meditation oder Achtsamkeitsübung in die Atemroutine einzubauen. Indem man sich einige Minuten Zeit nimmt, um sich auf den eigenen Atem zu konzentrieren und Gedanken loszulassen, kann man eine tiefere Verbindung zum eigenen Körper herstellen. Dies trägt dazu bei, dass der Geist zur Ruhe kommt und man besser einschlafen kann.

Insgesamt zeigen diese Atemübungen vor dem Einschlafen nicht nur positive Effekte auf die Schlafqualität, sondern fördern auch das allgemeine Wohlbefinden. Durch regelmäßige Praxis können sie Teil einer gesunden Abendroutine werden und helfen dabei, stressige Gedanken hinter sich zu lassen.

8
Ernährungstipps für einen erholsamen Schlaf

8.1 Lebensmittel, die den Schlaf fördern

Die Ernährung spielt eine entscheidende Rolle für die Qualität unseres Schlafes. Bestimmte Lebensmittel enthalten Nährstoffe und Verbindungen, die nicht nur das Einschlafen erleichtern, sondern auch die Schlafqualität verbessern können. In diesem Abschnitt werden einige der besten Lebensmittel vorgestellt, die dazu beitragen können, einen erholsamen Schlaf zu fördern.

Ein besonders wichtiger Nährstoff für den Schlaf ist **Magnesium**. Magnesium wirkt entspannend auf die Muskulatur und das Nervensystem. Lebensmittel wie Mandeln, Spinat und schwarze Bohnen sind reich an Magnesium und sollten regelmäßig in die Ernährung integriert werden. Diese Nahrungsmittel helfen nicht nur beim Entspannen, sondern unterstützen auch den Körper bei der Regulierung des Schlafzyklus.

Ein weiteres bemerkenswertes Lebensmittel ist **Kirschen**, insbesondere Sauerkirschen. Sie sind eine natürliche Quelle von Melatonin, dem Hormon, das unseren Schlaf-Wach-Rhythmus steuert. Studien haben gezeigt, dass der Verzehr von Kirschen oder Kirschsaft vor dem Schlafengehen dazu beitragen kann, die Gesamtschlafzeit zu verlängern und die Schlafqualität zu verbessern.

Fettreiche Fische, wie Lachs oder Makrele, sind ebenfalls vorteilhaft für einen guten Schlaf. Diese Fische enthalten Omega-3-Fettsäuren sowie Vitamin D, beide wichtig für eine gesunde Gehirnfunktion und zur Regulierung des Serotoninspiegels im Körper. Ein ausgewogener Serotoninspiegel fördert ein Gefühl der Ruhe und Zufriedenheit – beides essentielle Voraussetzungen für einen erholsamen Nachtschlaf.

- **Bananen:** Sie sind reich an Kalium und Magnesium sowie an Tryptophan, einer Aminosäure, die zur Produktion von Serotonin beiträgt.
- **Haferflocken:** Diese enthalten komplexe Kohlenhydrate und fördern somit den Anstieg des Insulinspiegels, was wiederum den Zugang zu Tryptophan im Gehirn erleichtert.
- **Kamillentee:** Bekannt für seine beruhigende Wirkung kann dieser Tee helfen, Stress abzubauen und das Einschlafen zu erleichtern.

Zusammenfassend lässt sich sagen, dass eine bewusste Auswahl an Lebensmitteln nicht nur unsere allgemeine Gesundheit unterstützt, sondern auch maßgeblich zur Verbesserung unserer Schlafqualität beiträgt. Indem wir diese schlaffördernden Nahrungsmittel in unsere tägliche Ernährung integrieren, können wir aktiv dazu beitragen, unsere Nächte ruhiger und erholsamer zu gestalten.

8.2 Nahrungsmittel, die den Schlaf stören

Die Wahl der richtigen Lebensmittel ist entscheidend für einen erholsamen Schlaf. Während einige Nahrungsmittel schlaffördernde Eigenschaften besitzen, gibt es andere, die den Schlaf erheblich beeinträchtigen können. In diesem Abschnitt werden wir uns mit den Nahrungsmitteln befassen, die häufig als Schlafstörer identifiziert werden und deren Einfluss auf unsere Nachtruhe nicht unterschätzt werden sollte.

Eines der Hauptnahrungsmittel, das den Schlaf negativ beeinflussen kann, sind **Koffein-haltige Getränke**. Dazu gehören Kaffee, Tee und viele Softdrinks. Koffein ist ein bekanntes Stimulans, das die Wachsamkeit erhöht und die Einschlafzeit verlängern kann. Selbst wenn Koffein am Nachmittag konsumiert wird, kann es bis in die Nacht hinein wirken und somit den natürlichen Schlafrhythmus stören.

Ein weiteres Problem sind **schwere Mahlzeiten**, insbesondere solche mit hohem Fett- oder Zuckergehalt. Diese können zu Verdauungsproblemen führen und das Einschlafen erschweren. Fette benötigen länger zur Verdauung und können Sodbrennen verursachen, während Zucker zu einem schnellen Anstieg des Blutzuckerspiegels führt, gefolgt von einem Abfall – was zu nächtlichem Aufwachen führen kann.

Zusätzlich sollten **alkoholische Getränke** mit Vorsicht genossen werden. Obwohl Alkohol zunächst eine beruhigende Wirkung haben kann und das Einschlafen erleichtert, stört er oft die REM-Schlafphasen und führt dazu, dass man in der zweiten Nachthälfte häufiger aufwacht. Dies beeinträchtigt die Gesamtschlafqualität erheblich.

- **Scharfe Gewürze:** Diese können Magenbeschwerden verursachen und das Einschlafen erschweren.
- **Zuckerreiche Snacks:** Sie fördern einen schnellen Energieschub gefolgt von Müdigkeit und Unruhe.
- **Kohlenhydratreiche Lebensmittel:** Insbesondere raffinierte Kohlenhydrate können den Blutzuckerspiegel destabilisieren.

Zusammenfassend lässt sich sagen, dass eine bewusste Ernährung nicht nur förderliche Lebensmittel umfasst, sondern auch das Vermeiden bestimmter Nahrungsmittel entscheidend für einen gesunden Schlaf ist. Indem wir uns der schädlichen Einflüsse bewusst sind und diese minimieren, können wir aktiv zur Verbesserung unserer Schlafqualität beitragen.

8.3 Essenszeiten und ihre Bedeutung

Die Zeiten, zu denen wir essen, spielen eine entscheidende Rolle für unsere Schlafqualität. Die richtige Planung der Mahlzeiten kann nicht nur die Verdauung unterstützen, sondern auch den natürlichen Schlafrhythmus fördern. In einer Welt, in der viele Menschen einen hektischen Lebensstil führen, wird oft übersehen, wie wichtig es ist, regelmäßige Essenszeiten einzuhalten.

Ein zentraler Aspekt ist das Timing der letzten Mahlzeit des Tages. Idealerweise sollte das Abendessen mindestens zwei bis drei Stunden vor dem Schlafengehen eingenommen werden. Dies gibt dem Körper ausreichend Zeit, um die Nahrung zu verdauen und reduziert das Risiko von nächtlichem Sodbrennen oder anderen Verdauungsproblemen. Wenn man direkt vor dem Schlafen isst, kann dies den Körper daran hindern, sich in den Ruhemodus zu versetzen und die notwendige Erholung zu finden.

Zusätzlich beeinflussen unregelmäßige Essenszeiten unseren circadianen Rhythmus – die innere Uhr des Körpers. Studien haben gezeigt, dass Menschen mit unregelmäßigen Essgewohnheiten häufig unter Schlafstörungen leiden. Ein stabiler Rhythmus hilft nicht nur bei der Regulierung des Stoffwechsels, sondern unterstützt auch die Ausschüttung von Hormonen wie Melatonin, das für einen gesunden Schlaf unerlässlich ist.

Frühstück spielt ebenfalls eine wichtige Rolle im Zusammenhang mit dem Schlafverhalten. Ein ausgewogenes Frühstück nach einer erholsamen Nacht kann helfen, den Blutzuckerspiegel stabil zu halten und Heißhungerattacken während des Tages vorzubeugen. Dies wiederum kann dazu beitragen, dass man abends weniger geneigt ist, schwere oder ungesunde Snacks zu konsumieren.

Insgesamt lässt sich sagen, dass die Berücksichtigung von Essenszeiten ein einfacher aber effektiver Weg sein kann, um die Schlafqualität erheblich zu verbessern. Indem wir uns bewusst für regelmäßige Mahlzeiten entscheiden und auf das Timing achten, können wir aktiv zur Förderung eines gesunden Schlafs beitragen und somit unser allgemeines Wohlbefinden steigern.

9
Bewegung und körperliche Aktivität

9.1 Sportarten zur Förderung des Schlafs

Die Wahl der richtigen Sportart kann einen entscheidenden Einfluss auf die Schlafqualität haben. Regelmäßige körperliche Aktivität fördert nicht nur die allgemeine Gesundheit, sondern hilft auch, Stress abzubauen und den Körper auf eine erholsame Nachtruhe vorzubereiten. In diesem Abschnitt werden verschiedene Sportarten vorgestellt, die sich besonders gut zur Verbesserung des Schlafs eignen.

Eine der effektivsten Sportarten zur Förderung des Schlafs ist **Yoga**. Diese Praxis kombiniert körperliche Bewegung mit Atemtechniken und Meditation, was zu einer tiefen Entspannung führt. Studien zeigen, dass Menschen, die regelmäßig Yoga praktizieren, oft schneller einschlafen und eine bessere Schlafqualität erleben. Die sanften Dehnungen und das bewusste Atmen helfen dabei, Verspannungen im Körper zu lösen und den Geist zu beruhigen.

Aerobic-Übungen, wie Joggen oder Radfahren, sind ebenfalls vorteilhaft für den Schlaf. Diese Aktivitäten steigern die Herzfrequenz und fördern die Durchblutung, was dazu beiträgt, Stresshormone abzubauen. Es wird empfohlen, diese Übungen am Morgen oder frühen Nachmittag durchzuführen; intensives Training kurz vor dem Schlafengehen kann hingegen den gegenteiligen Effekt haben und das Einschlafen erschweren.

Schwimmen ist eine weitere hervorragende Option. Das Wasser hat eine beruhigende Wirkung auf den Körper und ermöglicht ein gelenkschonendes Training. Viele Schwimmer berichten von einem tiefen Gefühl der Entspannung nach dem Schwimmen, was sich positiv auf ihre Nachtruhe auswirkt.

- **Yoga:** Fördert Entspannung durch Atemtechniken und Meditation.
- **Aerobic-Übungen:** Reduziert Stresshormone durch intensive körperliche Aktivität.
- **Schwimmen:** Gelenkschonend mit beruhigender Wirkung auf den Körper.

Letztlich ist es wichtig zu betonen, dass individuelle Vorlieben bei der Auswahl der Sportart berücksichtigt werden sollten. Was für den einen entspannend ist, kann für den anderen anstrengend sein. Daher sollte jeder seine eigene Routine finden und darauf achten, wie sich verschiedene Aktivitäten auf seinen Schlaf auswirken.

9.2 Zeitliche Planung von Aktivitäten

Die zeitliche Planung von körperlichen Aktivitäten spielt eine entscheidende Rolle für die Effektivität und Nachhaltigkeit eines aktiven Lebensstils. Eine durchdachte Strukturierung der Trainingszeiten kann nicht nur die Motivation steigern, sondern auch dazu beitragen, dass die gesetzten Ziele erreicht werden. In diesem Abschnitt wird untersucht, wie eine optimale zeitliche Planung aussehen kann und welche Faktoren dabei zu berücksichtigen sind.

Ein zentraler Aspekt der zeitlichen Planung ist die Berücksichtigung individueller Lebensumstände. Berufliche Verpflichtungen, familiäre Aufgaben und persönliche Vorlieben beeinflussen maßgeblich, wann und wie oft Sport betrieben werden kann. Daher ist es wichtig, einen flexiblen Plan zu entwickeln, der sich an den eigenen Alltag anpasst. Beispielsweise könnte jemand mit einem vollen Arbeitstag am besten morgens oder in den frühen Abendstunden trainieren, während andere vielleicht lieber am Wochenende längere Einheiten einplanen.

Zusätzlich sollte man die Art der Aktivität in Betracht ziehen. Intensive Trainingseinheiten erfordern mehr Regenerationszeit als moderate Übungen. Daher empfiehlt es sich, hochintensive Workouts gezielt in den Wochenplan einzubauen und zwischen diesen Einheiten ausreichend Erholungsphasen einzuplanen. Dies fördert nicht nur die Leistungsfähigkeit, sondern minimiert auch das Risiko von Verletzungen.

Ein weiterer wichtiger Punkt ist die Konsistenz. Regelmäßige Bewegung zur gleichen Tageszeit kann helfen, eine Routine zu etablieren und den Körper auf diese Zeiten einzustellen. Studien zeigen, dass Menschen, die feste Trainingszeiten haben, eher dazu neigen, ihre Aktivitäten langfristig beizubehalten. Um dies zu unterstützen, können Erinnerungen oder Kalender-Apps genutzt werden, um geplante Einheiten im Blick zu behalten.

Schließlich sollte auch Raum für Flexibilität eingeplant werden. Unvorhergesehene Ereignisse können immer eintreten; daher ist es ratsam, alternative Zeitfenster für das Training vorzusehen oder kürzere Einheiten einzuplanen, wenn der Zeitrahmen eng wird. Diese Anpassungsfähigkeit trägt dazu bei, dass körperliche Aktivität nicht als Belastung empfunden wird und somit langfristig Teil des Lebens bleibt.

9.3 Entspannende Bewegungsformen

Entspannende Bewegungsformen sind ein wesentlicher Bestandteil eines ganzheitlichen Ansatzes zur Förderung von Gesundheit und Wohlbefinden. Sie bieten nicht nur körperliche Vorteile, sondern tragen auch zur mentalen Entspannung und emotionalen Stabilität bei. In einer Welt, die oft von Stress und Hektik geprägt ist, gewinnen diese sanften Bewegungsarten zunehmend an Bedeutung.

Zu den bekanntesten entspannenden Bewegungsformen zählen Yoga, Tai Chi und Qigong. Diese Praktiken kombinieren körperliche Bewegung mit Atemtechniken und Meditation, was zu einer tiefen Entspannung führt. **Yoga** beispielsweise fördert nicht nur die Flexibilität und Kraft des Körpers, sondern hilft auch dabei, den Geist zu beruhigen und innere Ruhe zu finden. Die verschiedenen Asanas (Körperhaltungen) können individuell angepasst werden, sodass sie für Menschen jeden Alters und Fitnesslevels geeignet sind.

Tai Chi, oft als „bewegte Meditation" bezeichnet, zeichnet sich durch langsame, fließende Bewegungen aus. Diese Form der Kampfkunst verbessert das Gleichgewicht und die Koordination und hat sich als besonders effektiv zur Stressreduktion erwiesen. Studien zeigen, dass regelmäßiges Tai Chi-Praktizieren das allgemeine Wohlbefinden steigern kann, indem es Angstzustände verringert und die Lebensqualität erhöht.

Qigong, eine weitere chinesische Praxis, kombiniert sanfte Bewegungen mit Atemkontrolle und meditativen Elementen. Es zielt darauf ab, die Lebensenergie (Qi) im Körper zu harmonisieren. Qigong kann helfen, Verspannungen abzubauen und das Immunsystem zu stärken. Viele Menschen berichten von einem gesteigerten Gefühl der Gelassenheit nach dem Üben von Qigong.

Die Integration dieser entspannenden Bewegungsformen in den Alltag kann erheblich zur Stressbewältigung beitragen. Selbst kurze Einheiten von 10 bis 15 Minuten können bereits positive Effekte auf Körper und Geist haben. Daher ist es ratsam, regelmäßig Zeit für solche Aktivitäten einzuplanen – sei es in Form eines wöchentlichen Kurses oder durch selbstständige Übungen zu Hause.

10
Alternative Heilmethoden zur Unterstützung des Schlaffs

10.1 Aromatherapie

Aromatherapie ist eine ganzheitliche Methode, die ätherische Öle zur Förderung des körperlichen und geistigen Wohlbefindens nutzt. In der heutigen schnelllebigen Welt, in der Schlafprobleme weit verbreitet sind, bietet die Aromatherapie eine sanfte und natürliche Möglichkeit, die Schlafqualität zu verbessern. Die Verwendung von Düften kann nicht nur entspannend wirken, sondern auch das emotionale Gleichgewicht fördern und Stress abbauen.

Ätherische Öle wie Lavendel, Kamille und Bergamot haben sich als besonders wirksam erwiesen, um den Körper auf den Schlaf vorzubereiten. Lavendelöl beispielsweise ist bekannt für seine beruhigenden Eigenschaften; Studien zeigen, dass es die Einschlafzeit verkürzen und die Schlafqualität erhöhen kann. Kamille hingegen hat milde sedative Effekte und wird oft in Form von Tees oder als Öl verwendet, um eine entspannende Atmosphäre zu schaffen.

Die Anwendung der Aromatherapie kann auf verschiedene Weisen erfolgen. Eine beliebte Methode ist das Diffundieren von ätherischen Ölen in einem Raum vor dem Schlafengehen. Dies schafft nicht nur einen angenehmen Duft, sondern hilft auch dabei, eine ruhige Umgebung zu schaffen. Alternativ können ätherische Öle in ein warmes Bad gegeben oder direkt auf die Haut aufgetragen werden – hierbei sollte jedoch immer darauf geachtet werden, dass sie mit einem Trägeröl verdünnt werden.

Ein weiterer Aspekt der Aromatherapie ist ihre Fähigkeit zur Unterstützung bei emotionalen Herausforderungen wie Angstzuständen oder Stress. Diese emotionalen Faktoren sind häufige Ursachen für Schlafstörungen. Durch gezielte Inhalation oder Massage mit bestimmten ätherischen Ölen können Spannungen abgebaut und ein Gefühl der Ruhe gefördert werden.

Zusammenfassend lässt sich sagen, dass Aromatherapie eine wertvolle Ergänzung zu anderen Methoden zur Verbesserung des Schlafs darstellt. Sie bietet nicht nur eine natürliche Lösung zur Förderung des Wohlbefindens, sondern unterstützt auch aktiv den Prozess des Entspannens und Einschlafens. Indem man diese Technik in die eigene Abendroutine integriert, kann man möglicherweise signifikante Verbesserungen in der Schlafqualität erleben.

10.2 Akupunktur

Akupunktur ist eine traditionelle chinesische Heilmethode, die seit Jahrtausenden praktiziert wird und zunehmend auch im Westen Anerkennung findet. Sie basiert auf der Annahme, dass das Gleichgewicht von Energieflüssen im Körper, bekannt als Qi, für die Gesundheit entscheidend ist. Bei Schlafstörungen kann Akupunktur eine wertvolle Unterstützung bieten, indem sie sowohl körperliche als auch psychische Spannungen abbaut und den natürlichen Schlaf-Wach-Rhythmus reguliert.

Die Behandlung erfolgt durch das Setzen feiner Nadeln an spezifischen Punkten des Körpers, die sogenannten Akupunkturpunkte. Diese Punkte sind entlang von Meridianen angeordnet, die den Fluss von Qi steuern. Studien haben gezeigt, dass Akupunktur bei der Behandlung von Schlaflosigkeit wirksam sein kann, indem sie Stress reduziert und die Entspannung fördert. Insbesondere werden Punkte wie **Yintang** (zwischen den Augenbrauen) und **Spleen 6** (am inneren Knöchel) häufig verwendet, um beruhigende Effekte zu erzielen.

Ein weiterer Vorteil der Akupunktur ist ihre Fähigkeit zur Linderung von Schmerzen und Beschwerden, die oft mit Schlafstörungen einhergehen. Chronische Schmerzen können beispielsweise zu einer schlechten Schlafqualität führen; durch gezielte Akupunktursitzungen können diese Schmerzen gelindert werden. Dies führt nicht nur zu einem besseren Schlaf, sondern verbessert auch das allgemeine Wohlbefinden.

Zudem hat sich gezeigt, dass Akupunktur positive Auswirkungen auf das Nervensystem hat. Sie kann helfen, den Cortisolspiegel – ein Hormon, das mit Stress in Verbindung steht – zu senken und somit eine entspannende Wirkung auf den Körper auszuüben. Viele Menschen berichten nach einer Akupunktursitzung von einem Gefühl tiefer Entspannung und innerer Ruhe.

Zusammenfassend lässt sich sagen, dass Akupunktur eine vielversprechende Methode zur Unterstützung eines gesunden Schlafs darstellt. Durch ihre ganzheitliche Herangehensweise an körperliche und emotionale Aspekte bietet sie eine natürliche Alternative oder Ergänzung zu herkömmlichen Behandlungsmethoden bei Schlafstörungen. Die Integration von Akupunktur in die eigene Gesundheitsroutine könnte somit einen bedeutenden Beitrag zur Verbesserung der Schlafqualität leisten.

10.3 Homöopathie

- Die Homöopathie ist eine alternative Heilmethode, die auf den Prinzipien der Ähnlichkeitsregel und der Potenzierung basiert. Sie wurde im späten 18.
- Jahrhundert von Samuel Hahnemann entwickelt und hat sich seitdem als eine beliebte Form der Behandlung etabliert, insbesondere bei chronischen Erkrankungen und zur Unterstützung des allgemeinen Wohlbefindens. Im Kontext von Schlafstörungen kann die Homöopathie eine wertvolle Rolle spielen, indem sie nicht nur die Symptome behandelt, sondern auch die zugrunde liegenden Ursachen anspricht.

Ein zentrales Konzept der Homöopathie ist die Verwendung von stark verdünnten Substanzen, die bei einer gesunden Person Symptome hervorrufen würden, um bei einer kranken Person diese Symptome zu heilen. Bei Schlafstörungen können verschiedene homöopathische Mittel eingesetzt werden, je nach den individuellen Symptomen und dem emotionalen Zustand des Patienten. Zu den häufig verwendeten Mitteln gehören **Chamomilla**, das oft bei Unruhe und Reizbarkeit eingesetzt wird, sowie **Nux vomica**, das hilfreich sein kann für Menschen mit Schlafproblemen aufgrund von Stress oder Überarbeitung.

Ein weiterer Vorteil der Homöopathie ist ihre ganzheitliche Herangehensweise. Anstatt nur den Schlaf selbst zu betrachten, berücksichtigt sie auch emotionale und psychologische Faktoren wie Angstzustände oder Depressionen, die häufig mit Schlafstörungen einhergehen. Durch diese umfassende Betrachtung kann die Homöopathie dazu beitragen, das allgemeine Wohlbefinden zu fördern und somit indirekt auch die Schlafqualität zu verbessern.

Darüber hinaus gibt es zahlreiche Erfahrungsberichte von Menschen, die durch homöopathische Behandlungen eine signifikante Verbesserung ihrer Schlafprobleme erfahren haben. Diese Berichte deuten darauf hin, dass viele Patienten nicht nur schneller einschlafen konnten, sondern auch eine tiefere und erholsamere Nachtruhe erlebten.

Zusammenfassend lässt sich sagen, dass die Homöopathie eine vielversprechende Option zur Unterstützung eines gesunden Schlafs darstellt. Ihre individuelle Anpassungsfähigkeit an verschiedene Symptome und deren Ursachen macht sie zu einer wertvollen Ergänzung in der Behandlung von Schlafstörungen.

11
Technologischer Einfluss auf den Schlaf

11.1 Bildschirmzeit vor dem Zubettgehen

Die Bildschirmzeit vor dem Zubettgehen hat sich in den letzten Jahren zu einem zentralen Thema in der Diskussion über Schlafqualität entwickelt. In einer Welt, die zunehmend von digitalen Medien geprägt ist, verbringen viele Menschen Stunden vor Bildschirmen – sei es am Smartphone, Tablet oder Fernseher. Diese Gewohnheit kann erhebliche Auswirkungen auf die Schlafqualität und das allgemeine Wohlbefinden haben.

Ein wesentlicher Faktor ist das blaue Licht, das von vielen elektronischen Geräten ausgestrahlt wird. Studien zeigen, dass dieses Licht die Produktion des Schlafhormons Melatonin hemmt, was zu Schwierigkeiten beim Einschlafen führen kann. Wenn Menschen kurz vor dem Schlafengehen auf ihre Geräte schauen, signalisiert dies ihrem Körper, dass es noch nicht Zeit zum Schlafen ist. Dies kann dazu führen, dass sie länger wach bleiben und weniger erholsamen Schlaf bekommen.

Darüber hinaus beeinflusst die Art der Inhalte, die konsumiert werden, ebenfalls den Schlaf. Spannende Filme oder anregende Nachrichten können den Geist aktivieren und Stress verursachen, was das Einschlafen zusätzlich erschwert. Im Gegensatz dazu können beruhigende Inhalte wie entspannende Musik oder meditative Apps hilfreich sein, um den Übergang in den Schlaf zu erleichtern.

- Reduzierung der Bildschirmzeit: Experten empfehlen eine Reduzierung der Bildschirmnutzung mindestens eine Stunde vor dem Zubettgehen.
- Nutzung von Blaulichtfiltern: Viele Geräte bieten mittlerweile Einstellungen zur Reduzierung des blauen Lichts an.
- Etablierung einer Abendroutine: Eine feste Routine ohne Bildschirme kann helfen, den Körper auf den Schlaf vorzubereiten.

Zusammenfassend lässt sich sagen, dass die Kontrolle über die Bildschirmzeit vor dem Zubettgehen entscheidend für eine verbesserte Schlafqualität ist. Indem man bewusste Entscheidungen trifft und gesunde Gewohnheiten etabliert, können Individuen ihre Chancen auf einen erholsamen Nachtschlaf erheblich steigern und somit ihre Lebensqualität verbessern.

11.2 Apps zur Überwachung des Schlaffs

Die Nutzung von Apps zur Überwachung des Schlafs hat in den letzten Jahren stark zugenommen und spielt eine entscheidende Rolle im Bestreben, die Schlafqualität zu verbessern. Diese Anwendungen bieten nicht nur die Möglichkeit, Schlafmuster zu verfolgen, sondern liefern auch wertvolle Einblicke in individuelle Schlafgewohnheiten und deren Einfluss auf das allgemeine Wohlbefinden.

Eine der Hauptfunktionen dieser Apps ist die Erfassung von Daten wie der Gesamtschlafdauer, der Zeit bis zum Einschlafen und der Häufigkeit von nächtlichem Aufwachen. Viele dieser Anwendungen verwenden Sensoren im Smartphone oder tragbaren Geräten, um Bewegungen während des Schlafs zu analysieren. Durch diese Daten können Nutzer Muster erkennen und gegebenenfalls Anpassungen vornehmen, um ihre Schlafqualität zu optimieren.

Ein weiterer wichtiger Aspekt ist die Integration von Funktionen zur Verbesserung des Schlafs. Einige Apps bieten geführte Meditationen oder entspannende Klänge an, die helfen können, den Geist vor dem Zubettgehen zu beruhigen. Darüber hinaus gibt es Programme, die personalisierte Empfehlungen basierend auf den gesammelten Daten geben. Diese maßgeschneiderten Ratschläge können beispielsweise Tipps zur optimalen Schlafumgebung oder zur Etablierung einer konsistenten Schlafroutine umfassen.

Allerdings gibt es auch kritische Stimmen bezüglich der Abhängigkeit von Technologie für das Schlafmanagement. Einige Experten warnen davor, dass eine übermäßige Fokussierung auf Zahlen und Statistiken den Druck erhöhen kann, „perfekt" zu schlafen. Dies könnte paradoxerweise zu mehr Stress führen und somit das Gegenteil des gewünschten Effekts bewirken.

Zusammenfassend lässt sich sagen, dass Apps zur Überwachung des Schlaffs sowohl Chancen als auch Herausforderungen mit sich bringen. Sie ermöglichen es Nutzern, ein besseres Verständnis für ihre individuellen Schlafmuster zu entwickeln und gezielte Maßnahmen zur Verbesserung ihrer Schlafqualität zu ergreifen. Dennoch sollten sie mit Bedacht eingesetzt werden, um sicherzustellen, dass sie tatsächlich einen positiven Einfluss auf das Wohlbefinden haben.

11.3 Lichttherapie

Lichttherapie hat sich als eine vielversprechende Methode zur Verbesserung der Schlafqualität und zur Behandlung von Schlafstörungen etabliert. Diese Therapieform nutzt gezielt Lichtquellen, um den circadianen Rhythmus des Körpers zu regulieren, was besonders für Menschen mit saisonalen affektiven Störungen (SAD) oder anderen Formen von Schlaflosigkeit von Bedeutung ist.

Ein zentraler Aspekt der Lichttherapie ist die Anwendung von hellem Licht, das in der Regel eine Intensität von 10.000 Lux aufweist. Dieses Licht wird typischerweise in Form einer speziellen Lampe eingesetzt, die während bestimmter Tageszeiten genutzt wird, um die Produktion des Hormons Melatonin zu beeinflussen. Melatonin spielt eine entscheidende Rolle bei der Regulierung des Schlaf-Wach-Rhythmus und kann durch künstliches Licht am Morgen gehemmt werden, was dazu beiträgt, dass sich der Körper wacher und aktiver fühlt.

Die Wirksamkeit der Lichttherapie zeigt sich insbesondere bei Menschen, die unter einer verzögerten Schlafphase leiden oder Schwierigkeiten haben, morgens aufzuwachen. Studien haben gezeigt, dass regelmäßige Sitzungen mit einer Lichttherapielampe nicht nur die Einschlafzeit verkürzen können, sondern auch die allgemeine Schlafqualität verbessern. Darüber hinaus berichten viele Anwender von einem gesteigerten Energieniveau und einer verbesserten Stimmung während des Tages.

Es ist jedoch wichtig zu beachten, dass nicht alle Menschen gleich auf Lichttherapie reagieren. Einige können empfindlich auf helles Licht reagieren oder sogar Schwierigkeiten haben, sich an den neuen Rhythmus anzupassen. Daher sollte die Anwendung individuell angepasst werden; es empfiehlt sich oft eine schrittweise Einführung in die Therapie sowie eine Konsultation mit einem Facharzt.

Zusammenfassend lässt sich sagen, dass Lichttherapie ein effektives Werkzeug zur Verbesserung des Schlafs sein kann. Sie bietet nicht nur eine natürliche Alternative zu medikamentösen Behandlungen für Schlafstörungen, sondern fördert auch das allgemeine Wohlbefinden durch die Regulierung biologischer Rhythmen im Körper.

12
Umgang mit Stress zur Verbesserung des Schlaffs

12.1 Stressbewältigungsstrategien

Stress ist ein wesentlicher Faktor, der die Schlafqualität erheblich beeinträchtigen kann. Umso wichtiger ist es, effektive Strategien zur Stressbewältigung zu entwickeln, die nicht nur das allgemeine Wohlbefinden fördern, sondern auch zu einem besseren Schlaf beitragen. In diesem Abschnitt werden verschiedene Ansätze vorgestellt, die helfen können, Stress abzubauen und somit die Voraussetzungen für erholsamen Schlaf zu schaffen.

Eine der effektivsten Methoden zur Stressbewältigung ist die **Atemtechnik**. Durch gezielte Atemübungen kann der Körper in einen Zustand der Entspannung versetzt werden. Eine einfache Übung besteht darin, tief durch die Nase einzuatmen und langsam durch den Mund auszuatmen. Diese Technik hilft nicht nur dabei, den Geist zu beruhigen, sondern senkt auch den Herzschlag und reduziert das Gefühl von Anspannung.

Ein weiterer wichtiger Aspekt ist die **Körperliche Aktivität**. Regelmäßige Bewegung hat nachweislich positive Auswirkungen auf das Stressniveau. Ob Joggen, Yoga oder einfaches Spazierengehen – körperliche Betätigung fördert die Ausschüttung von Endorphinen, den sogenannten Glückshormonen. Diese Hormone tragen dazu bei, Stress abzubauen und das allgemeine Wohlbefinden zu steigern.

Zusätzlich spielt **die Ernährung** eine entscheidende Rolle im Umgang mit Stress. Eine ausgewogene Ernährung mit ausreichend Vitaminen und Mineralstoffen unterstützt nicht nur den Körper in stressigen Zeiten, sondern kann auch dazu beitragen, Stimmungsschwankungen entgegenzuwirken. Lebensmittel wie Nüsse, Beeren und grünes Gemüse sind besonders empfehlenswert.

Schließlich sollte man auch **Entspannungstechniken**, wie Meditation oder progressive Muskelentspannung in seinen Alltag integrieren. Diese Methoden helfen dabei, den Geist zu klären und Spannungen im Körper abzubauen. Indem man regelmäßig Zeit für sich selbst nimmt und bewusst entspannt, kann man langfristig seine Resilienz gegenüber stressigen Situationen erhöhen.

Insgesamt bieten diese Strategien eine wertvolle Unterstützung im Umgang mit Stress und tragen dazu bei, die Schlafqualität nachhaltig zu verbessern. Indem man aktiv an seiner Stressbewältigung arbeitet, schafft man nicht nur bessere Voraussetzungen für erholsamen Schlaf, sondern fördert auch das allgemeine Wohlbefinden.

12.2 Zeitmanagement-Techniken

Effektives Zeitmanagement ist ein entscheidender Faktor, um Stress zu reduzieren und die Schlafqualität zu verbessern. Wenn Menschen ihre Zeit besser organisieren, können sie Überlastung vermeiden und sich auf die wichtigen Aufgaben konzentrieren. Dies führt nicht nur zu einer höheren Produktivität, sondern auch zu einem Gefühl der Kontrolle, das wiederum den Stresspegel senkt.

Eine bewährte Technik im Zeitmanagement ist die **Eisenhower-Matrix**. Diese Methode hilft dabei, Aufgaben nach Dringlichkeit und Wichtigkeit zu priorisieren. Indem man Aufgaben in vier Kategorien einteilt – wichtig und dringend, wichtig aber nicht dringend, dringend aber nicht wichtig sowie weder dringend noch wichtig – kann man gezielt entscheiden, welche Aufgaben sofort angegangen werden sollten und welche eventuell delegiert oder auf später verschoben werden können. Diese klare Struktur reduziert das Gefühl der Überforderung.

Ein weiterer hilfreicher Ansatz ist die **Pomodoro-Technik**. Bei dieser Methode wird die Arbeit in Intervalle von 25 Minuten unterteilt, gefolgt von kurzen Pausen von fünf Minuten. Nach vier Pomodoros folgt eine längere Pause von 15 bis 30 Minuten. Diese Technik fördert nicht nur die Konzentration, sondern ermöglicht es auch, regelmäßig Erholungsphasen einzubauen, was zur Stressreduktion beiträgt und somit einen positiven Einfluss auf den Schlaf hat.

Zusätzlich sollte man **Ziele SMART formulieren**: spezifisch, messbar, erreichbar, relevant und zeitgebunden. Durch diese klare Zielsetzung wird es einfacher, Fortschritte zu verfolgen und Motivation aufzubauen. Ein gut definiertes Ziel gibt dem Einzelnen eine Richtung vor und minimiert Unsicherheiten, was ebenfalls zur Stressbewältigung beiträgt.

Schließlich ist es wichtig, regelmäßige **Reflexionen** über den eigenen Zeitmanagementprozess durchzuführen. Indem man wöchentliche Reviews einführt – in denen man analysiert, was gut gelaufen ist und wo Verbesserungen nötig sind – kann man kontinuierlich an der eigenen Effizienz arbeiten. Diese Selbstreflexion fördert nicht nur das persönliche Wachstum sondern trägt auch dazu bei, stressige Situationen frühzeitig zu erkennen und entsprechend gegenzusteuern.

12.3 Soziale Unterstützung nutzen

Soziale Unterstützung spielt eine entscheidende Rolle im Umgang mit Stress und kann erheblich zur Verbesserung der Schlafqualität beitragen. In Zeiten von Stress oder emotionaler Belastung ist es wichtig, auf ein starkes Netzwerk aus Freunden, Familie und Kollegen zurückgreifen zu können. Diese sozialen Bindungen bieten nicht nur emotionale Stabilität, sondern auch praktische Hilfe, die den Druck verringern kann.

Ein zentraler Aspekt der sozialen Unterstützung ist das Gefühl der Zugehörigkeit. Wenn Menschen wissen, dass sie nicht allein sind und dass andere für sie da sind, fühlen sie sich oft weniger gestresst. Studien zeigen, dass soziale Interaktionen die Ausschüttung von Oxytocin fördern können, einem Hormon, das beruhigend wirkt und Stress reduziert. Das Teilen von Sorgen oder Ängsten mit vertrauten Personen kann zudem helfen, Perspektiven zu gewinnen und Lösungen zu finden.

Darüber hinaus kann die aktive Teilnahme an sozialen Aktivitäten wie Gruppenveranstaltungen oder Sportvereinen dazu beitragen, Stress abzubauen. Solche Aktivitäten fördern nicht nur die körperliche Gesundheit durch Bewegung, sondern stärken auch soziale Bindungen und schaffen ein unterstützendes Umfeld. Die regelmäßige Interaktion mit anderen Menschen kann als Puffer gegen stressige Lebensereignisse wirken.

Es ist jedoch wichtig zu beachten, dass nicht alle Arten sozialer Unterstützung gleichwertig sind. Emotionale Unterstützung – wie Zuhören und Verständnis – ist oft effektiver als materielle Hilfe in stressigen Zeiten. Daher sollten Individuen darauf achten, Beziehungen zu pflegen, in denen sie sich wohlfühlen und offen über ihre Gefühle sprechen können.

Zusammenfassend lässt sich sagen, dass soziale Unterstützung ein unverzichtbares Werkzeug im Kampf gegen Stress darstellt. Indem man aktiv nach Verbindungen sucht und diese pflegt, kann man nicht nur den eigenen Stresslevel senken, sondern auch die Schlafqualität nachhaltig verbessern. Ein starkes soziales Netzwerk bietet sowohl emotionale als auch praktische Ressourcen zur Bewältigung von Herausforderungen im Alltag.

13
Psychische Gesundheit und ihr Einfluss auf den Schlaff

13.1 Angststörungen und Depressionen

Angststörungen und Depressionen sind weit verbreitete psychische Erkrankungen, die nicht nur das emotionale Wohlbefinden beeinträchtigen, sondern auch einen erheblichen Einfluss auf die Schlafqualität haben können. Diese Störungen sind oft miteinander verbunden und können sich gegenseitig verstärken, was zu einem Teufelskreis führt, der sowohl die psychische als auch die physische Gesundheit gefährdet.

Angststörungen manifestieren sich in verschiedenen Formen, darunter generalisierte Angststörung, soziale Angststörung und Panikattacken. Menschen mit diesen Störungen erleben häufig übermäßige Sorgen oder Ängste, die ihre Fähigkeit beeinträchtigen, zur Ruhe zu kommen und einzuschlafen. Die ständige Anspannung kann dazu führen, dass Betroffene Schwierigkeiten haben, in den Schlaf zu finden oder durchzuschlafen. Studien zeigen, dass bis zu 90% der Menschen mit einer Angststörung auch unter Schlafproblemen leiden.

Depressionen hingegen äußern sich oft in anhaltender Traurigkeit, Antriebslosigkeit und einem Verlust des Interesses an Aktivitäten. Diese Symptome können ebenfalls den Schlaf negativ beeinflussen. Viele Depressive berichten von Schlaflosigkeit oder umgekehrt von übermäßigem Schlafbedürfnis (Hypersomnie). Der gestörte Schlafrhythmus kann die Symptome der Depression weiter verschärfen und somit eine vollständige Genesung erschweren.

Die Wechselwirkungen zwischen diesen psychischen Erkrankungen und dem Schlaf sind komplex. Ein schlechter Schlaf kann das Risiko für die Entwicklung von Angst- und Depressionssymptomen erhöhen; umgekehrt können diese Störungen den Schlaf erheblich stören. Daher ist es entscheidend, bei der Behandlung sowohl psychischer Erkrankungen als auch von Schlafproblemen einen integrativen Ansatz zu verfolgen.

Insgesamt ist es wichtig, das Zusammenspiel zwischen psychischer Gesundheit und Schlaf ernst zu nehmen. Eine frühzeitige Erkennung sowie eine gezielte Behandlung beider Aspekte können entscheidend sein für eine nachhaltige Verbesserung der Lebensqualität.

- **Therapeutische Interventionen:** Kognitive Verhaltenstherapie (KVT) hat sich als wirksam erwiesen bei der Behandlung von Angst- und Depressionssymptomen sowie bei der Verbesserung des Schlafs.
- **Medikamentöse Therapie:** Antidepressiva oder anxiolytische Medikamente können helfen, die Symptome zu lindern und somit auch den Schlaf zu verbessern.
- **Lifestyle-Anpassungen:** Regelmäßige Bewegung, gesunde Ernährung und Entspannungstechniken wie Meditation oder Yoga können ebenfalls positive Effekte auf den Schlaf haben.

13.2 Kognitive Verhaltenstherapie für besseren Schlaf

Kognitive Verhaltenstherapie (KVT) hat sich als eine der effektivsten Methoden zur Behandlung von Schlafstörungen erwiesen, insbesondere wenn diese durch psychische Erkrankungen wie Angststörungen und Depressionen bedingt sind. Die KVT zielt darauf ab, dysfunktionale Gedankenmuster zu identifizieren und zu verändern, die den Schlaf negativ beeinflussen können. Durch die Kombination von kognitiven und verhaltenstherapeutischen Techniken wird den Betroffenen geholfen, ihre Schlafgewohnheiten nachhaltig zu verbessern.

Ein zentraler Aspekt der KVT für Schlaf ist die Identifikation von negativen Gedanken, die oft in der Nacht auftreten. Viele Menschen neigen dazu, sich über ihre Schlafprobleme Sorgen zu machen, was wiederum zu einer erhöhten Wachsamkeit führt und das Einschlafen erschwert. In der Therapie lernen die Patienten, diese Gedanken herauszufordern und durch realistischere Überzeugungen zu ersetzen. Beispielsweise könnte ein Gedanke wie „Ich werde nie wieder gut schlafen" durch „Ich habe schon viele Nächte gut geschlafen" ersetzt werden.

Zusätzlich umfasst die KVT auch verhaltenstherapeutische Techniken wie die Schaffung einer konsistenten Schlafroutine und Entspannungstechniken. Patienten werden ermutigt, feste Zeiten zum Zubettgehen und Aufstehen einzuhalten sowie Rituale vor dem Schlafengehen einzuführen, um den Körper auf den Schlaf vorzubereiten. Dazu gehören Aktivitäten wie Lesen oder Meditation, die helfen können, den Geist zu beruhigen.

Ein weiterer wichtiger Bestandteil ist das sogenannte „Schlafrestriktionstraining". Hierbei wird die Zeit im Bett begrenzt auf das tatsächliche Schlafbedürfnis des Individuums. Dies kann zunächst unangenehm sein, führt jedoch oft dazu, dass sich der Schlafdruck erhöht und somit die Gesamtschlafqualität verbessert wird.

Die Wirksamkeit der KVT bei der Behandlung von schlafbezogenen Problemen ist durch zahlreiche Studien belegt worden. Sie bietet nicht nur kurzfristige Lösungen, sondern fördert auch langfristige Veränderungen im Umgang mit Stress und Ängsten. Daher stellt sie eine wertvolle Ergänzung in einem integrativen Ansatz zur Verbesserung der psychischen Gesundheit und des Schlafs dar.

13.3 Positive Denkmuster entwickeln

Die Entwicklung positiver Denkmuster spielt eine entscheidende Rolle für die psychische Gesundheit und hat einen direkten Einfluss auf die Schlafqualität. Negative Gedanken können nicht nur das emotionale Wohlbefinden beeinträchtigen, sondern auch zu Schlafstörungen führen. Daher ist es wichtig, Strategien zu erlernen, um diese negativen Denkmuster in positive umzuwandeln.

Ein effektiver Ansatz zur Förderung positiver Denkmuster ist die Praxis der **Achtsamkeit**. Achtsamkeit bedeutet, im gegenwärtigen Moment präsent zu sein und Gedanken sowie Gefühle ohne Urteil zu beobachten. Durch regelmäßige Achtsamkeitsübungen können Menschen lernen, ihre negativen Gedankenmuster zu erkennen und sie mit einer neutralen oder positiven Perspektive zu betrachten. Beispielsweise kann jemand, der sich vor dem Schlafengehen über seine Sorgen grübelt, durch Achtsamkeitstechniken lernen, diese Gedanken loszulassen und sich auf beruhigende Bilder oder Erinnerungen zu konzentrieren.

Eine weitere Methode zur Entwicklung positiver Denkmuster ist das **positive Selbstgespräch**. Dies beinhaltet das bewusste Formulieren von positiven Affirmationen oder Ermutigungen. Anstatt sich selbst mit kritischen Gedanken wie „Ich werde nie gut schlafen" zu belasten, könnte man sich sagen: „Ich habe die Fähigkeit, mich zu entspannen und gut zu schlafen." Solche positiven Aussagen können helfen, das Selbstvertrauen zu stärken und den Stress abzubauen.

Zudem kann das Führen eines **Tagebuchs** eine wertvolle Unterstützung bieten. Indem man täglich positive Erlebnisse oder Dinge notiert, für die man dankbar ist, wird der Fokus auf das Positive im Leben gelenkt. Diese Praxis fördert nicht nur ein besseres emotionales Gleichgewicht, sondern kann auch dazu beitragen, dass man abends mit einem positiven Gefühl ins Bett geht.

Zusammenfassend lässt sich sagen, dass die Entwicklung positiver Denkmuster ein wesentlicher Bestandteil der psychischen Gesundheit ist und direkt zur Verbesserung des Schlafs beiträgt. Durch Techniken wie Achtsamkeit, positives Selbstgespräch und Dankbarkeitstagebücher können Individuen lernen, ihre Denkweise nachhaltig zum Positiven hin zu verändern.

14

Kinder, Jugendliche und ihre speziellen Bedürfnisse beim Schlaff

14.1 Altersgerechte Schlafbedürfnisse

Die altersgerechten Schlafbedürfnisse sind ein entscheidender Aspekt der kindlichen und jugendlichen Entwicklung. Während sich die Schlafmuster im Laufe des Lebens verändern, ist es wichtig zu verstehen, dass Kinder und Jugendliche spezifische Anforderungen an ihren Schlaf haben, die eng mit ihrem Wachstum und ihrer geistigen sowie körperlichen Gesundheit verknüpft sind.

Neugeborene benötigen in den ersten Lebensmonaten bis zu 16-18 Stunden Schlaf pro Tag. In dieser Phase ist der Schlaf nicht nur für die Erholung wichtig, sondern auch für die Entwicklung des Gehirns und das Wachstum des Körpers. Die meisten Neugeborenen schlafen in kurzen Intervallen, was für ihre Bedürfnisse optimal ist.

Im Kleinkindalter (1-3 Jahre) verringert sich der Schlafbedarf auf etwa 12-14 Stunden pro Tag. Zu diesem Zeitpunkt beginnen Kinder, einen regelmäßigen Schlafrhythmus zu entwickeln. Ein konsistentes Einschlafritual kann helfen, den Übergang zum Nachtschlaf zu erleichtern und Ängste vor dem Alleinsein abzubauen.

Für Vorschulkinder (3-5 Jahre) liegt der empfohlene Schlafbedarf bei etwa 10-13 Stunden pro Nacht. In dieser Entwicklungsphase sind sowohl tagsüber als auch nachts ausreichend Ruhezeiten wichtig, um emotionale Stabilität und Lernfähigkeit zu fördern. Hier können kurze Nickerchen am Tag von Vorteil sein.

Schulkinder (6-13 Jahre) benötigen in der Regel 9-11 Stunden Schlaf pro Nacht. Der Schulalltag bringt neue Herausforderungen mit sich, die Stress verursachen können; daher ist es entscheidend, eine ruhige Umgebung für den Nachtschlaf zu schaffen. Eine gute Schlafhygiene sollte gefördert werden, um Konzentration und Leistungsfähigkeit während des Tages sicherzustellen.

Jugendliche (14-17 Jahre) haben einen erhöhten Bedarf an etwa 8-10 Stunden Schlaf pro Nacht. Hormonelle Veränderungen führen oft dazu, dass Jugendliche später einschlafen möchten; dies kann durch schulische Verpflichtungen jedoch erschwert werden. Es ist wichtig, dass Eltern und Erzieher Verständnis zeigen und Strategien zur Förderung eines gesunden Schlafverhaltens entwickeln.

Zusammenfassend lässt sich sagen, dass altersgerechte Schlafbedürfnisse variieren und stark von den jeweiligen Entwicklungsphasen abhängen. Ein tiefes Verständnis dieser Bedürfnisse kann dazu beitragen, die Lebensqualität von Kindern und Jugendlichen erheblich zu verbessern.

14.2 Herausforderungen bei Kindern

Die Herausforderungen, mit denen Kinder beim Schlafen konfrontiert sind, sind vielfältig und können erhebliche Auswirkungen auf ihre Entwicklung und ihr Wohlbefinden haben. Diese Schwierigkeiten reichen von physiologischen Aspekten bis hin zu psychologischen und sozialen Faktoren, die den Schlaf beeinflussen können.

Ein häufiges Problem ist die **Schlafangst**, die insbesondere bei jüngeren Kindern verbreitet ist. Viele Kinder haben Angst vor der Dunkelheit oder vor dem Alleinsein im Schlafzimmer. Diese Ängste können dazu führen, dass sie Schwierigkeiten haben, einzuschlafen oder nachts häufig aufwachen. Ein einfühlsames Vorgehen der Eltern, wie das Schaffen einer beruhigenden Schlafumgebung oder das Einführen eines Einschlafrituals, kann hier hilfreich sein.

Ein weiterer bedeutender Faktor sind **schlafbezogene Störungen**, wie z.B. Schlafapnoe oder Restless-Legs-Syndrom. Diese medizinischen Bedingungen können den Schlaf erheblich stören und sollten von Fachleuten diagnostiziert werden. Eine frühzeitige Erkennung und Behandlung ist entscheidend, um langfristige negative Auswirkungen auf die Gesundheit des Kindes zu vermeiden.

Zudem spielt der **Einfluss von Technologie** eine immer größere Rolle in der heutigen Zeit. Die Nutzung von Smartphones, Tablets und Fernsehern vor dem Schlafengehen kann den natürlichen Schlafrhythmus stören. Das blaue Licht dieser Geräte hemmt die Melatoninproduktion, was das Einschlafen erschwert. Eltern sollten daher darauf achten, Bildschirmzeiten zu regulieren und eine technologie-freie Zeit vor dem Zubettgehen einzuführen.

Schließlich sind auch **emotionale Belastungen**, wie Stress durch schulische Anforderungen oder familiäre Probleme, nicht zu vernachlässigen. Kinder reagieren oft sensibel auf Veränderungen in ihrem Umfeld, was sich negativ auf ihren Schlaf auswirken kann. Hier ist es wichtig, ein offenes Ohr für die Sorgen der Kinder zu haben und gegebenenfalls Unterstützung anzubieten.

Zusammenfassend lässt sich sagen, dass die Herausforderungen beim Schlafen für Kinder vielschichtig sind und sowohl physische als auch psychische Aspekte umfassen. Ein ganzheitlicher Ansatz zur Förderung gesunden Schlafverhaltens ist unerlässlich für das Wohlbefinden und die Entwicklung von Kindern.

14.3 Tipps für Eltern

Die Unterstützung von Kindern beim Schlafen ist eine zentrale Aufgabe für Eltern, da der Schlaf entscheidend für die körperliche und geistige Entwicklung ist. Um den Schlaf ihrer Kinder zu fördern, können Eltern verschiedene Strategien anwenden, die sowohl das Einschlafen erleichtern als auch die Schlafqualität verbessern.

Ein wichtiger Aspekt ist die **Schaffung einer beruhigenden Schlafumgebung**. Das Schlafzimmer sollte dunkel, ruhig und gut belüftet sein. Eltern können Verdunkelungsvorhänge verwenden, um das Licht zu blockieren, und Geräuschmaschinen oder sanfte Musik einsetzen, um störende Geräusche zu überdecken. Eine angenehme Raumtemperatur trägt ebenfalls dazu bei, dass sich Kinder wohlfühlen und besser schlafen.

Ein **Einschlafritual** kann helfen, den Übergang vom Wachzustand zum Schlaf zu erleichtern. Rituale wie das Vorlesen einer Geschichte oder das Singen eines Liedes schaffen eine entspannte Atmosphäre und signalisieren dem Kind, dass es Zeit zum Schlafen ist. Es ist wichtig, diese Rituale regelmäßig durchzuführen, damit sie zur Gewohnheit werden.

Eltern sollten auch auf die **Nutzung von Technologie** achten. Die Bildschirmzeit vor dem Zubettgehen sollte begrenzt werden, da das blaue Licht von Smartphones und Tablets die Melatoninproduktion hemmt. Stattdessen könnten Aktivitäten wie Malen oder Puzzles eine gute Alternative sein, um die Zeit vor dem Schlafengehen sinnvoll zu gestalten.

Zudem ist es ratsam, einen **konstanten Schlafrhythmus** einzuführen. Kinder profitieren von regelmäßigen Zeiten zum Ins Bettgehen und Aufstehen. Dies hilft nicht nur dabei, den natürlichen Biorhythmus des Kindes zu stabilisieren, sondern fördert auch ein Gefühl der Sicherheit und Vorhersehbarkeit.

Letztlich sollten Eltern auch auf die **emotionale Verfassung ihrer Kinder** achten. Offene Gespräche über Ängste oder Sorgen können helfen, emotionale Belastungen abzubauen. Wenn ein Kind beispielsweise Angst vor der Dunkelheit hat, kann es hilfreich sein, gemeinsam Lösungen zu finden – etwa durch das Einführen eines Nachtlichts oder das Erklären der Dunkelheit als etwas Unbedrohliches.

Zusammenfassend lässt sich sagen, dass durch gezielte Maßnahmen im Alltag Eltern einen positiven Einfluss auf den Schlaf ihrer Kinder ausüben können. Ein ganzheitlicher Ansatz unter Berücksichtigung der individuellen Bedürfnisse jedes Kindes ist hierbei entscheidend.

15
Alterungsprozess und Veränderungen im Schlaff

15.1 Veränderungen im Alter

Mit dem Älterwerden sind zahlreiche Veränderungen im Schlafverhalten und in der Schlafqualität verbunden. Diese Veränderungen sind nicht nur biologischer Natur, sondern auch psychologischer und sozialer Art. Es ist wichtig, diese Aspekte zu verstehen, um die Lebensqualität älterer Menschen zu verbessern und ihnen zu helfen, einen erholsamen Schlaf zu finden.

Eine der auffälligsten Veränderungen im Alter ist die Abnahme der Gesamtschlafdauer. Viele ältere Erwachsene berichten von kürzeren Nächten, was oft auf eine reduzierte Fähigkeit zurückzuführen ist, in tiefere Schlafphasen einzutauchen. Die REM-Phase, die für das Träumen verantwortlich ist und mit emotionaler Verarbeitung assoziiert wird, kann ebenfalls verkürzt sein. Dies führt dazu, dass ältere Menschen weniger erholsam schlafen und sich am Morgen oft müde fühlen.

Zusätzlich verändert sich die Schlafarchitektur: Die Anzahl der Wachphasen während der Nacht nimmt zu, was häufig durch körperliche Beschwerden wie Arthritis oder Atemprobleme bedingt ist. Diese Unterbrechungen können den Schlafzyklus erheblich stören und dazu führen, dass ältere Menschen Schwierigkeiten haben, wieder einzuschlafen.

- **Einfluss von Medikamenten:** Viele Senioren nehmen regelmäßig Medikamente ein, die den Schlaf beeinflussen können. Nebenwirkungen von Arzneimitteln wie Antidepressiva oder Blutdrucksenkern können Schläfrigkeit tagsüber oder Schlaflosigkeit nachts verursachen.
- **Psychische Gesundheit:** Depressionen und Angstzustände sind bei älteren Erwachsenen weit verbreitet und können signifikante Auswirkungen auf den Schlaf haben. Eine unzureichende psychische Gesundheit kann sowohl die Einschlafzeit verlängern als auch die Qualität des Schlafes mindern.
- **Lichtverhältnisse:** Mit zunehmendem Alter kann das Sehvermögen abnehmen, was dazu führt, dass weniger Tageslicht aufgenommen wird. Licht spielt jedoch eine entscheidende Rolle bei der Regulierung des zirkadianen Rhythmus; daher kann ein Mangel an natürlichem Licht den Schlaf-Wach-Rhythmus stören.

Um diesen Herausforderungen entgegenzuwirken, sollten ältere Menschen Strategien zur Verbesserung ihrer Schlafhygiene entwickeln. Dazu gehören regelmäßige Schlafenszeiten, eine angenehme Schlafzimmerumgebung sowie Entspannungstechniken vor dem Zubettgehen. Das Verständnis dieser Veränderungen im Alter ist entscheidend für die Förderung eines gesunden Schlaferlebnisses in späteren Lebensjahren.

15.2 Strategien für Senioren

Die Entwicklung effektiver Strategien zur Verbesserung des Schlafs bei Senioren ist von entscheidender Bedeutung, um die Lebensqualität in späteren Jahren zu steigern. Angesichts der vielfältigen Herausforderungen, die mit dem Alterungsprozess einhergehen, ist es wichtig, individuelle Ansätze zu finden, die auf die spezifischen Bedürfnisse älterer Menschen zugeschnitten sind.

Eine der grundlegendsten Strategien besteht darin, eine konsistente Schlafroutine zu etablieren. Regelmäßige Schlafenszeiten helfen dabei, den zirkadianen Rhythmus zu stabilisieren und fördern einen besseren Schlaf. Senioren sollten versuchen, jeden Tag zur gleichen Zeit ins Bett zu gehen und aufzustehen, auch an Wochenenden. Dies kann dazu beitragen, das Einschlafen zu erleichtern und die Gesamtschlafqualität zu verbessern.

Darüber hinaus spielt die Gestaltung des Schlafumfelds eine wesentliche Rolle. Ein ruhiges, dunkles und kühles Schlafzimmer fördert nicht nur das Einschlafen, sondern auch das Durchschlafen. Die Verwendung von Verdunkelungsvorhängen oder Augenmasken kann helfen, störendes Licht auszublenden. Auch das Reduzieren von Lärmquellen durch Ohrstöpsel oder weiße Geräusche kann den Schlaf erheblich verbessern.

Entspannungstechniken wie Meditation oder sanfte Yoga-Übungen vor dem Zubettgehen können ebenfalls hilfreich sein. Diese Praktiken tragen dazu bei, Stress abzubauen und den Geist auf den Schlaf vorzubereiten. Zudem sollte der Konsum von Koffein und Alkohol am Abend minimiert werden, da diese Substanzen den Schlaf negativ beeinflussen können.

Ein weiterer wichtiger Aspekt ist die körperliche Aktivität während des Tages. Regelmäßige Bewegung fördert nicht nur die allgemeine Gesundheit, sondern kann auch dazu beitragen, besser zu schlafen. Senioren sollten jedoch darauf achten, intensive Übungen kurz vor dem Zubettgehen zu vermeiden.

Schließlich ist es ratsam, bei anhaltenden Schlafproblemen professionelle Hilfe in Anspruch zu nehmen. Ein Arzt oder ein Spezialist für Schlafmedizin kann wertvolle Ratschläge geben und gegebenenfalls geeignete Therapien vorschlagen.

15.3 Unterstützung durch Angehörige

Die Unterstützung durch Angehörige spielt eine entscheidende Rolle im Alterungsprozess, insbesondere wenn es um die Verbesserung der Schlafqualität bei Senioren geht. Die emotionale und praktische Hilfe von Familienmitgliedern kann nicht nur das Wohlbefinden fördern, sondern auch dazu beitragen, spezifische Schlafprobleme zu adressieren.

Ein zentraler Aspekt dieser Unterstützung ist die Schaffung eines stabilen und sicheren Umfelds. Angehörige können dabei helfen, das Schlafzimmer so zu gestalten, dass es den Bedürfnissen älterer Menschen gerecht wird. Dazu gehört beispielsweise die Anpassung der Beleuchtung oder das Entfernen von Stolperfallen im Raum. Ein gut gestaltetes Schlafumfeld kann erheblich zur Verbesserung des Schlafs beitragen.

Darüber hinaus können Angehörige aktiv an der Etablierung einer regelmäßigen Schlafroutine mitwirken. Indem sie gemeinsam feste Zeiten für das Zubettgehen und Aufstehen festlegen, unterstützen sie Senioren dabei, ihren zirkadianen Rhythmus zu stabilisieren. Diese Routine kann durch gemeinsame Aktivitäten wie entspannende Abendspaziergänge oder das Vorlesen vor dem Schlafengehen ergänzt werden.

Emotionale Unterstützung ist ebenfalls von großer Bedeutung. Gespräche über Sorgen oder Ängste können helfen, Stress abzubauen und ein Gefühl der Sicherheit zu vermitteln. Angehörige sollten ermutigt werden, zuzuhören und Verständnis für die Herausforderungen zu zeigen, mit denen ältere Menschen konfrontiert sind. Dies kann dazu führen, dass sich Senioren weniger isoliert fühlen und eher bereit sind, ihre Bedürfnisse offen zu kommunizieren.

Zusätzlich können Angehörige auch praktische Hilfe leisten, indem sie bei der Organisation von Arztbesuchen oder Therapien unterstützen. Oftmals haben Senioren Schwierigkeiten damit, ihre gesundheitlichen Probleme selbstständig anzugehen oder notwendige Informationen einzuholen. Hier können Familienmitglieder als Vermittler fungieren und sicherstellen, dass alle relevanten Aspekte berücksichtigt werden.

Insgesamt zeigt sich, dass die Unterstützung durch Angehörige einen wesentlichen Beitrag zur Verbesserung des Schlafs bei Senioren leisten kann. Durch emotionale Nähe sowie praktische Hilfestellungen wird nicht nur die Lebensqualität gesteigert, sondern auch ein Gefühl der Geborgenheit geschaffen.

16
Mythen über den Schlaff

16.1 Häufige Missverständnisse

Schlaf ist ein essenzieller Bestandteil unseres Lebens, und dennoch ranken sich viele Mythen um dieses Thema. Diese Missverständnisse können nicht nur zu einer falschen Wahrnehmung von Schlafproblemen führen, sondern auch die Suche nach Lösungen erschweren. Ein häufiges Missverständnis ist, dass man im Alter weniger Schlaf benötigt. Tatsächlich verändert sich der Schlafbedarf zwar mit dem Alter, jedoch bleibt er für die meisten Erwachsenen bei etwa sieben bis neun Stunden pro Nacht konstant.

Ein weiteres verbreitetes Missverständnis ist die Annahme, dass Alkohol den Schlaf verbessert. Viele Menschen glauben, ein Glas Wein vor dem Zubettgehen könne helfen, schneller einzuschlafen. In Wirklichkeit kann Alkohol jedoch die Schlafqualität erheblich beeinträchtigen und zu häufigem Aufwachen in der Nacht führen.

Zusätzlich gibt es den Irrglauben, dass das Nickerchen am Tag schädlich sei und den Nachtschlaf stören könnte. Während lange Nickerchen tatsächlich problematisch sein können, sind kurze Schläfchen von 20 bis 30 Minuten oft vorteilhaft und können die Wachsamkeit sowie die Leistungsfähigkeit steigern.

- Ein weiterer Mythos besagt, dass man „aufholen" kann, was man an Schlaf verpasst hat. Studien zeigen jedoch, dass chronischer Schlafmangel langfristige negative Auswirkungen auf die Gesundheit haben kann.
- Viele Menschen denken auch, dass sie ihre Schlafprobleme einfach ignorieren können. Dies führt oft zu einer Verschlechterung der Situation und sollte vermieden werden.
- Schließlich glauben einige, dass alle Entspannungstechniken gleich wirksam sind. In Wahrheit variiert die Wirksamkeit je nach Person; was für den einen funktioniert, muss nicht zwangsläufig für den anderen gelten.

Diese Mythen verdeutlichen die Notwendigkeit einer fundierten Auseinandersetzung mit dem Thema Schlaf. Indem wir uns über diese Missverständnisse informieren und aufklären lassen, können wir gezielt an unserer Schlafqualität arbeiten und gesündere Gewohnheiten entwickeln.

16.2 Wissenschaftlich fundierte Fakten

Die wissenschaftliche Auseinandersetzung mit dem Schlaf hat in den letzten Jahrzehnten erhebliche Fortschritte gemacht und zahlreiche Erkenntnisse hervorgebracht, die weit über gängige Mythen hinausgehen. Ein zentraler Fakt ist, dass der menschliche Körper einen zirkadianen Rhythmus hat, der durch Licht und Dunkelheit reguliert wird. Dieser Rhythmus beeinflusst nicht nur den Schlaf-Wach-Zyklus, sondern auch viele physiologische Prozesse wie Hormonausschüttung und Stoffwechsel. Studien zeigen, dass eine Störung dieses Rhythmus zu ernsthaften gesundheitlichen Problemen führen kann, darunter Fettleibigkeit, Diabetes und Herz-Kreislauf-Erkrankungen.

Ein weiterer wichtiger Aspekt ist die Rolle des REM-Schlafs (Rapid Eye Movement). Während dieser Phase sind das Gehirn aktiv und Träume treten auf. Forschungsergebnisse deuten darauf hin, dass REM-Schlaf entscheidend für das Gedächtnis und das Lernen ist. Menschen, die ausreichend REM-Schlaf erhalten, zeigen eine verbesserte Fähigkeit zur Informationsverarbeitung und Problemlösung. Dies unterstreicht die Notwendigkeit eines ausgewogenen Schlafzyklus für kognitive Funktionen.

Darüber hinaus belegen zahlreiche Studien die Auswirkungen von Schlafmangel auf die psychische Gesundheit. Chronischer Schlafmangel kann zu Angstzuständen, Depressionen und anderen psychischen Erkrankungen führen. Die Verbindung zwischen Schlafqualität und emotionalem Wohlbefinden ist so stark, dass einige Therapeuten Schlafhygiene als Teil ihrer Behandlungsmethoden integrieren.

Ein oft übersehener Fakt ist auch der Einfluss von Ernährung auf den Schlaf. Bestimmte Nahrungsmittel können schlaffördernd wirken; beispielsweise enthalten Lebensmittel wie Kirschen Melatonin, ein Hormon, das den Schlaf reguliert. Auf der anderen Seite können koffeinhaltige Getränke oder schwere Mahlzeiten vor dem Zubettgehen den Schlaf erheblich stören.

Zusammenfassend lässt sich sagen, dass ein fundiertes Verständnis der wissenschaftlichen Grundlagen des Schlafes nicht nur dazu beiträgt, Mythen zu entlarven, sondern auch praktische Ansätze zur Verbesserung der eigenen Schlafqualität bietet. Indem wir uns mit diesen Fakten auseinandersetzen, können wir gesündere Lebensgewohnheiten entwickeln und unsere allgemeine Lebensqualität steigern.

16.3 Aufklärung über falsche Annahmen

Die Aufklärung über falsche Annahmen zum Thema Schlaf ist von entscheidender Bedeutung, um das Bewusstsein für die Wichtigkeit einer gesunden Schlafhygiene zu schärfen. Viele Menschen sind sich nicht bewusst, dass weit verbreitete Mythen über den Schlaf nicht nur irreführend sind, sondern auch negative Auswirkungen auf ihre Gesundheit und ihr Wohlbefinden haben können.

Ein häufiges Missverständnis ist die Annahme, dass man mit zunehmendem Alter weniger Schlaf benötigt. Tatsächlich bleibt der Bedarf an qualitativ hochwertigem Schlaf im Laufe des Lebens relativ konstant. Ältere Erwachsene neigen jedoch dazu, weniger tiefen und REM-Schlaf zu erleben, was oft fälschlicherweise als geringerer Schlafbedarf interpretiert wird. Diese Veränderungen können die kognitive Funktion beeinträchtigen und das Risiko für gesundheitliche Probleme erhöhen.

Ein weiterer weit verbreiteter Mythos besagt, dass es möglich sei, „Schlaf nachzuholen". Während gelegentliches Nachholen von Schlaf helfen kann, akuten Schlafmangel auszugleichen, zeigen Studien, dass chronischer Schlafmangel nicht einfach durch längeres Schlafen am Wochenende ausgeglichen werden kann. Die negativen Effekte auf die körperliche und geistige Gesundheit summieren sich über Zeit und können langfristige Folgen haben.

Zusätzlich glauben viele Menschen fälschlicherweise, dass Alkohol den Schlaf fördert. Obwohl Alkohol zunächst eine sedierende Wirkung hat und das Einschlafen erleichtern kann, stört er in der zweiten Nachthälfte den REM-Schlaf erheblich. Dies führt oft zu einem unruhigen Schlaf und einer verminderten Erholung am nächsten Tag.

Um diese Mythen zu entlarven und ein besseres Verständnis für die Bedeutung des Schlafs zu fördern, ist es wichtig, wissenschaftlich fundierte Informationen bereitzustellen. Bildung über gesunde Schlafgewohnheiten sollte Teil jeder Gesundheitsaufklärung sein. Dazu gehört auch das Wissen um die Rolle von Lichtverhältnissen bei der Regulierung des zirkadianen Rhythmus sowie der Einfluss von Ernährung auf die Schlafqualität.

Insgesamt trägt eine umfassende Aufklärung über falsche Annahmen dazu bei, das Bewusstsein für die Bedeutung eines gesunden Schlaftages zu schärfen und somit langfristig das allgemeine Wohlbefinden zu verbessern.

17
Langfristige Strategien zur Verbesserung der Schlaffqualität

17.1 Nachhaltige Gewohnheiten entwickeln

Die Entwicklung nachhaltiger Gewohnheiten ist entscheidend für die Verbesserung der Schlafqualität und trägt langfristig zu einem gesunden Lebensstil bei. Diese Gewohnheiten sind nicht nur auf den Schlaf selbst beschränkt, sondern umfassen auch verschiedene Aspekte des täglichen Lebens, die sich positiv auf die Nachtruhe auswirken können.

Ein zentraler Aspekt ist die Etablierung eines regelmäßigen Schlafrhythmus. Indem man jeden Tag zur gleichen Zeit ins Bett geht und aufsteht, kann der Körper einen natürlichen Rhythmus entwickeln, der das Einschlafen erleichtert und die Schlafqualität verbessert. Dies fördert nicht nur eine tiefere Erholung während des Schlafs, sondern hilft auch dabei, tagsüber wacher und produktiver zu sein.

Zusätzlich spielt die Gestaltung des Schlafumfeldes eine wesentliche Rolle. Ein ruhiger, dunkler und kühler Raum kann dazu beitragen, dass man schneller einschläft und weniger häufig aufwacht. Die Verwendung von Verdunkelungsvorhängen oder einer Augenmaske sowie das Reduzieren von Lärmquellen sind einfache Maßnahmen, um eine schlaffreundliche Umgebung zu schaffen.

- Regelmäßige Bewegung: Körperliche Aktivität während des Tages kann helfen, Stress abzubauen und den Körper müde zu machen, was das Einschlafen erleichtert.
- Achtsame Ernährung: Eine ausgewogene Ernährung mit wenig Koffein und Zucker am Abend unterstützt einen besseren Schlaf.
- Entspannungstechniken: Praktiken wie Meditation oder sanftes Yoga vor dem Zubettgehen können helfen, den Geist zu beruhigen und den Übergang in den Schlaf zu erleichtern.

Darüber hinaus ist es wichtig, digitale Geräte vor dem Schlafengehen zu meiden. Das blaue Licht von Smartphones und Tablets kann die Melatoninproduktion stören – ein Hormon, das für den Schlaf-Wach-Rhythmus verantwortlich ist. Stattdessen könnte man entspannende Aktivitäten wie Lesen oder Hörbücher hören in Betracht ziehen.

Insgesamt erfordert die Entwicklung nachhaltiger Gewohnheiten Geduld und Konsequenz. Kleine Veränderungen im Alltag können jedoch große Auswirkungen auf die Schlaffqualität haben. Indem man diese Strategien regelmäßig anwendet, wird es möglich sein, nicht nur besser zu schlafen, sondern auch das allgemeine Wohlbefinden erheblich zu steigern.

17.2 Regelmäßige Überprüfung der Fortschritte

Die regelmäßige Überprüfung der Fortschritte ist ein entscheidender Bestandteil jeder Strategie zur Verbesserung der Schlafqualität. Sie ermöglicht es, die Wirksamkeit der implementierten Maßnahmen zu bewerten und gegebenenfalls Anpassungen vorzunehmen. Durch diese Reflexion wird nicht nur das Bewusstsein für den eigenen Schlaf gefördert, sondern auch die Motivation gesteigert, an den gesetzten Zielen festzuhalten.

Ein effektiver Ansatz zur Überprüfung des Schlafverhaltens ist das Führen eines Schlaftagebuchs. In diesem Tagebuch können Informationen wie Einschlafzeiten, Aufwachzeiten, die Qualität des Schlafs sowie Faktoren wie Stresslevel oder Koffeinkonsum festgehalten werden. Diese Daten bieten wertvolle Einblicke in Muster und Trends, die sich über einen bestimmten Zeitraum entwickeln können. Beispielsweise könnte man feststellen, dass bestimmte Aktivitäten am Abend – wie intensive Bildschirmnutzung oder schweres Essen – negative Auswirkungen auf die Schlafqualität haben.

Zusätzlich kann die Nutzung von Technologien zur Schlafüberwachung hilfreich sein. Viele moderne Fitness-Tracker und Smartwatches bieten Funktionen zur Analyse des Schlafs an, indem sie verschiedene Phasen des Schlafzyklus aufzeichnen und analysieren. Diese objektiven Daten können eine wertvolle Ergänzung zu den subjektiven Eindrücken aus dem Schlaftagebuch darstellen und helfen dabei, gezielte Veränderungen vorzunehmen.

Ein weiterer wichtiger Aspekt ist das Setzen von realistischen Zielen für die Verbesserung der Schlaffqualität. Anstatt sich unrealistische Erwartungen zu setzen, sollte man kleine, erreichbare Ziele formulieren – etwa eine Stunde früher ins Bett zu gehen oder eine Entspannungstechnik vor dem Schlafengehen auszuprobieren. Die regelmäßige Überprüfung dieser Ziele fördert nicht nur das Gefühl von Erfolg, sondern hilft auch dabei, langfristig motiviert zu bleiben.

Schließlich ist es wichtig, sich bewusst Zeit für diese Überprüfungen zu nehmen. Ob wöchentlich oder monatlich – regelmäßige Reflexionen über den eigenen Schlaf fördern ein tieferes Verständnis für persönliche Bedürfnisse und Herausforderungen im Zusammenhang mit dem Schlafverhalten. So wird nicht nur die eigene Schlaffähigkeit verbessert, sondern auch das allgemeine Wohlbefinden gestärkt.

17.3 Anpassung an individuelle Bedürfnisse

Die Anpassung an individuelle Bedürfnisse ist ein zentraler Aspekt, um die Schlaffqualität nachhaltig zu verbessern. Jeder Mensch hat einzigartige Schlafgewohnheiten, Vorlieben und Herausforderungen, die sich aus persönlichen Lebensumständen, Gesundheitszuständen und psychologischen Faktoren ergeben. Daher ist es entscheidend, maßgeschneiderte Strategien zu entwickeln, die auf diese individuellen Unterschiede eingehen.

Ein erster Schritt zur individuellen Anpassung besteht darin, das eigene Schlafverhalten genau zu beobachten und zu analysieren. Hierbei kann ein Schlaftagebuch hilfreich sein, in dem nicht nur Schlafzeiten festgehalten werden, sondern auch persönliche Empfindungen und Umgebungsfaktoren wie Lichtverhältnisse oder Geräuschpegel dokumentiert werden. Diese Informationen ermöglichen es, Muster zu erkennen und gezielte Veränderungen vorzunehmen.

Darüber hinaus spielt die Gestaltung des Schlafumfelds eine wesentliche Rolle. Die optimale Raumtemperatur, die Wahl der Matratze sowie die Verwendung von Kissen können erheblichen Einfluss auf den Schlaf haben. Beispielsweise bevorzugen manche Menschen eine kühlere Umgebung für einen besseren Schlaf, während andere Wärme als angenehm empfinden. Das Experimentieren mit verschiedenen Einstellungen kann helfen, den idealen Komfort zu finden.

Ein weiterer wichtiger Aspekt ist die Berücksichtigung von persönlichen Vorlieben bei der Auswahl von Entspannungstechniken vor dem Schlafengehen. Während einige Menschen durch Meditation oder Atemübungen zur Ruhe kommen, finden andere Entspannung beim Lesen eines Buches oder beim Hören beruhigender Musik. Es ist wichtig herauszufinden, welche Methoden am besten funktionieren und diese regelmäßig in die Abendroutine einzubauen.

Schließlich sollte auch der Einfluss von Ernährung und Bewegung nicht unterschätzt werden. Individuelle Reaktionen auf bestimmte Nahrungsmittel oder Getränke können den Schlaf erheblich beeinflussen. Eine ausgewogene Ernährung sowie regelmäßige körperliche Aktivität sind daher essenziell für eine gute Schlaffqualität. Die Anpassung dieser Lebensstilfaktoren an persönliche Bedürfnisse kann langfristig positive Effekte auf den Schlaf haben.

18
Motivation zur aktiven Arbeit am eigenen Schlaff

18.1 Erfolgsgeschichten teilen

Das Teilen von Erfolgsgeschichten ist ein kraftvolles Werkzeug, um Motivation und Inspiration zu fördern, insbesondere im Kontext der Verbesserung der Schlafqualität. Wenn Menschen von ihren positiven Erfahrungen berichten, können sie anderen Mut machen und zeigen, dass Veränderungen möglich sind. Diese Geschichten bieten nicht nur Hoffnung, sondern auch praktische Einblicke in Strategien und Techniken, die tatsächlich funktionieren.

Ein Beispiel für eine solche Erfolgsgeschichte könnte die von Anna sein, einer berufstätigen Mutter, die jahrelang unter Schlaflosigkeit litt. Durch das Lesen des Buches „Endlich schlafen" entdeckte sie verschiedene Methoden zur Verbesserung ihrer Schlafhygiene. Sie begann mit einfachen Änderungen wie der Einführung einer regelmäßigen Schlafenszeit und der Schaffung eines ruhigen Schlafumfelds. Nach einigen Wochen bemerkte sie signifikante Verbesserungen in ihrer Schlafqualität und ihrem allgemeinen Wohlbefinden. Annas Geschichte zeigt, wie kleine Anpassungen große Auswirkungen haben können.

Darüber hinaus können Erfolgsgeschichten auch als Plattform dienen, um verschiedene Ansätze zur Bewältigung von Schlafproblemen zu präsentieren. Beispielsweise könnte jemand über seine Erfahrungen mit Meditation oder Atemtechniken berichten und wie diese ihm geholfen haben, schneller einzuschlafen und durchzuschlafen. Solche Berichte ermutigen andere dazu, neue Methoden auszuprobieren und ihre eigenen Lösungen zu finden.

Die Kraft des Teilens liegt nicht nur in den individuellen Geschichten selbst, sondern auch in der Gemeinschaftsbildung. Wenn Menschen ihre Erfolge teilen, entsteht ein Gefühl der Zugehörigkeit und Unterstützung unter Gleichgesinnten. Online-Foren oder lokale Selbsthilfegruppen bieten ideale Plattformen für den Austausch solcher Geschichten. Hier können Betroffene voneinander lernen und sich gegenseitig motivieren.

Zusammenfassend lässt sich sagen, dass das Teilen von Erfolgsgeschichten eine wertvolle Ressource im Kampf gegen Schlafprobleme darstellt. Es inspiriert nicht nur zur aktiven Arbeit an der eigenen Schlafqualität, sondern fördert auch eine positive Einstellung gegenüber dem Prozess der Veränderung.

18.2 Zielsetzung für bessere Nächte

Die Zielsetzung ist ein entscheidender Schritt auf dem Weg zu einer verbesserten Schlafqualität. Indem man klare, erreichbare Ziele definiert, kann man den Prozess der Schlafverbesserung strukturieren und messbar machen. Dies fördert nicht nur die Motivation, sondern hilft auch dabei, Fortschritte zu erkennen und gegebenenfalls Anpassungen vorzunehmen.

Ein effektiver Ansatz zur Zielsetzung besteht darin, SMART-Ziele zu formulieren. Diese sollten spezifisch, messbar, erreichbar, relevant und zeitgebunden sein. Beispielsweise könnte ein Ziel lauten: „Ich werde innerhalb der nächsten vier Wochen jeden Abend um 22 Uhr ins Bett gehen." Solch ein konkretes Ziel gibt eine klare Richtung vor und ermöglicht es dem Einzelnen, seine Fortschritte zu verfolgen.

Zusätzlich zur Formulierung von Zielen ist es wichtig, die Gründe für diese Ziele zu reflektieren. Warum möchte man besser schlafen? Mögliche Antworten könnten eine gesteigerte Produktivität im Alltag oder eine Verbesserung des allgemeinen Wohlbefindens sein. Diese persönlichen Motivationen können als Antrieb dienen und helfen, auch in schwierigen Zeiten am Ball zu bleiben.

- **Ziel 1:** Einführung einer regelmäßigen Schlafenszeit.
- **Ziel 2:** Reduzierung der Bildschirmzeit mindestens eine Stunde vor dem Schlafengehen.
- **Ziel 3:** Schaffung eines ruhigen und dunklen Schlafumfelds durch Verdunkelungsvorhänge oder Ohrstöpsel.

Ein weiterer wichtiger Aspekt ist die Flexibilität bei der Zielverwirklichung. Manchmal können äußere Umstände oder persönliche Herausforderungen dazu führen, dass man von seinen ursprünglichen Zielen abweicht. In solchen Fällen ist es hilfreich, die Ziele regelmäßig zu überprüfen und gegebenenfalls anzupassen. Dies fördert nicht nur die Resilienz im Umgang mit Rückschlägen, sondern zeigt auch auf, dass Veränderung ein dynamischer Prozess ist.

Zusammenfassend lässt sich sagen, dass die gezielte Setzung von Zielen für bessere Nächte einen klaren Fahrplan bietet und gleichzeitig das Engagement für eine positive Veränderung stärkt. Durch das Festlegen realistischer Ziele wird der Weg zur Verbesserung der Schlafqualität greifbarer und motivierender gestaltet.

18.3 Ressourcen für weitere Informationen

Die Suche nach qualitativ hochwertigem Schlaf ist ein weit verbreitetes Anliegen, und es gibt zahlreiche Ressourcen, die Menschen dabei unterstützen können, ihre Schlafgewohnheiten zu verbessern. Diese Ressourcen reichen von wissenschaftlichen Studien über Bücher bis hin zu Online-Plattformen und Apps, die speziell entwickelt wurden, um den Nutzern bei der Optimierung ihrer Schlafqualität zu helfen.

Ein hervorragender Ausgangspunkt sind Fachbücher über Schlafpsychologie und -medizin. Werke wie „Warum wir schlafen" von Matthew Walker bieten tiefgehende Einblicke in die Wissenschaft des Schlafs und erläutern, wie verschiedene Faktoren unsere Nachtruhe beeinflussen können. Solche Bücher sind nicht nur informativ, sondern motivieren auch dazu, aktiv an der Verbesserung der eigenen Schlafgewohnheiten zu arbeiten.

Zusätzlich gibt es zahlreiche Websites und Blogs, die sich mit dem Thema Schlaf beschäftigen. Plattformen wie Sleep Foundation oder NHLBI bieten umfassende Informationen über Schlafstörungen sowie Tipps zur Verbesserung der Schlafqualität. Diese Seiten enthalten oft auch aktuelle Forschungsergebnisse und Artikel von Experten auf dem Gebiet.

Für eine interaktive Herangehensweise können Apps wie „Sleep Cycle" oder „Pzizz" hilfreich sein. Diese Anwendungen analysieren das individuelle Schlafverhalten und geben personalisierte Empfehlungen zur Verbesserung des Schlafs. Sie bieten Funktionen wie sanfte Weckmethoden oder geführte Entspannungsübungen an, die den Nutzer unterstützen können, besser einzuschlafen.

Darüber hinaus sind Online-Foren und Communities wertvolle Ressourcen für den Austausch mit Gleichgesinnten. Plattformen wie Reddit haben spezielle Subreddits zum Thema Schlaf, wo Nutzer ihre Erfahrungen teilen und Ratschläge austauschen können. Der soziale Aspekt kann zusätzlich motivierend wirken und neue Perspektiven eröffnen.

Insgesamt ist es wichtig, sich aktiv mit dem Thema Schlaf auseinanderzusetzen und verschiedene Informationsquellen zu nutzen. Die Kombination aus wissenschaftlichem Wissen, praktischen Tools und sozialem Austausch kann entscheidend dazu beitragen, die eigene Schlaferfahrung nachhaltig zu verbessern.

Referenzen:

- Hirshkowitz, M., et al. (2015). "Schlafrichtlinien für Erwachsene." *Sleep*, 38(8), 1161-1183.
- Walker, A. (2017). "Warum wir schlafen: Die neue Wissenschaft des Schlafs." *Goldmann Verlag.*
- Dement, W. C., & Vaughan, C. (1999). "Die Wissenschaft des Schlafes." *Pantheon Books.*
- Carskadon, M. A., & Dement, W. C. (2011). "Normaler Schlaf und seine Störungen." *Sleep Medicine Clinics*, 6(2), 217-226.
- Horne, J. A. (2009). Lichttherapie: Grundlagen und Anwendungen. Springer.
- Wirz-Justice, A., & Van den Hoofdakker, R. H. (1999). Lichttherapie bei saisonalen affektiven Störungen. Psychiatrische Praxis.
- Kabat-Zinn, J. (2005). Gesund durch Meditation: Achtsamkeit und Stressbewältigung.
- Seligman, M. E. P. (2011). Flourish: A Visionary New Understanding of Happiness and Well-being.
- Berkman, L. F., & Glass, T. (2000). Social integration, social networks, social support, and health.
- Cohen, S., & Wills, T. A. (1985). Stress, social support, and the buffering hypothesis.
- Müller, A. (2020). Die Bedeutung der Essenszeiten für die Gesundheit. Gesundheitsmagazin.
- Klein, C. (2021). Circadiane Rhythmen und ihre Auswirkungen auf den Schlaf. Journal für Schlafforschung.
- Roehrs, T., & Roth, T. (2001). "Koffein und Schlaf." *SLEEP*, 24(6), 659-666.
- Neff, K. D. (2011). Selbstmitgefühl: Wie wir uns selbst der beste Freund werden.
- Meyer, A. (2020). Die Bedeutung von Schlaf für die kindliche Entwicklung. Kinderärztliche Praxis.

© 2024 Alexander Armin
Verlag: BoD · Books on Demand GmbH,
Überseering 33, 22297 Hamburg, bod@bod.de
Druck: Libri Plureos GmbH,
Friedensallee 273, 22763 Hamburg
ISBN: 978-3-8192-2553-6

„Endlich schlafen" ist ein praktischer Leitfaden, der sich mit den weit verbreiteten Schlafproblemen auseinandersetzt, die viele Menschen betreffen. Das Buch bietet fundierte Informationen und bewährte Strategien zur Verbesserung der Schlafqualität und richtet sich an Leser, die nach effektiven Lösungen suchen.

Zu Beginn wird die Bedeutung des Schlafes für die körperliche und geistige Gesundheit erläutert, wobei die biologischen Grundlagen und verschiedenen Schlafphasen vorgestellt werden. Anschließend werden häufige Ursachen für Schlafstörungen wie Stress, ungesunde Lebensgewohnheiten und psychische Belastungen thematisiert. Jedes Kapitel enthält praktische Tipps und Übungen, um individuelle Schlafprobleme zu identifizieren und gezielt anzugehen.

Ein zentraler Bestandteil des Buches sind verschiedene Methoden zur Verbesserung des Schlafs. Die Leser finden eine Vielzahl von Ansätzen, darunter Entspannungstechniken, Atemübungen und Ernährungstipps, die leicht in den Alltag integriert werden können. Auch alternative Heilmethoden werden diskutiert, um deren Wirksamkeit zu beleuchten.

Das Buch ermutigt die Leser dazu, aktiv an ihrer Schlafqualität zu arbeiten und die vorgestellten Techniken auszuprobieren. Mit einem positiven und praxisorientierten Ansatz wird „Endlich schlafen" zu einem unverzichtbaren Begleiter für alle, die endlich wieder erholsam schlafen möchten.